MAGRA & PODEROSA

RORY FREEDMAN E KIM BARNOUIN

Magra & poderosa

um guia franco e sem meias palavras para você deixar de comer besteira e ficar maravilhosa!

TRADUÇÃO
Ana Beatriz Rodriguez

intrínseca

TÍTULO ORIGINAL
Skinny Bitch: a no-nonsense, tough-love guide for savvy girls who want to stop eating crap and start looking fabulous!

REVISÃO TÉCNICA
Adriana Bassoul

REVISÃO
Damião Nascimento
Isabel Newlands

DIAGRAMAÇÃO
Ilustrarte Design e Produção Editorial

CAPA E PROJETO GRÁFICO
Mariana Newlands

IMAGEM DA CAPA
Peter M. Fisher/Corbis /LatinStock

CIP-BRASIL. CATALOGAÇÃO-NA-FONTE. SINDICATO NACIONAL DOS EDITORES DE LIVROS, RJ.

F93m Freedman, Rory
Magra & poderosa : um guia franco e sem meias palavras para você deixar de comer besteiras e ficar maravilhosa! / Rory Freedman e Kim Barnouin; tradução Ana Beatriz Rodriguez. – Rio de Janeiro : Intrínseca, 2007.
192p.

Tradução de: Skinny bitch : a no-nonsense, tough-love guide for savvy girls who want to stop eating crap and start looking fabulous!
Inclui bibliografia
ISBN 978-85-98078-21-2

1. Dieta de emagrecimento. 2. Nutrição. 3. Hábitos alimentares. 4. Mulheres – Saúde e higiene. I. Barnouin, Kim. II. Título.

07-4004. CDD 613.25
CDU 613.24

[2007]

EDITORA INTRÍNSECA LTDA.
Rua dos Oitis, 50
22451-050 - Gávea
Rio de Janeiro - RJ
Telefone: (21) 3874-0914
Fax: (21) 3874-0578
www.intrinseca.com.br

Para Tony Robbins e Dr. Wayne Dyer, com muito amor e estima. Este livro existe por causa do seu trabalho.

E para todos aqueles que buscam a verdade e a transmitem, que fizeram do mundo um lugar melhor para se viver e tiveram grande influência sobre nossa vida: Agradecemos e honramos tudo que vocês fizeram e continuam fazendo em nome do que é certo.

Namastê.

SUMÁRIO

AGRADECIMENTOS

É com enorme gratidão que gostaríamos de agradecer a Lyssie Lakatos,Tammy Lakatos-Shames, Talia Cohen, Laura Dail, Jennifer Kasius, Maria Taffera Lewis e Greg Jones por terem tornado este livro realidade. Agradecemos, impressionadas, a brilhante edição de Nancy Armstrong, em especial, mas também os olhos aguçados de Meri Freedman e da dra. Amy Joy Lanou. Nossos sinceros agradecimentos à nossa equipe: Sam Caggiula, Seta Bedrossian, Allison Binder e Scott Palmason, por nos levarem aonde sequer imaginávamos.

Pela ajuda e paciência, agradecemos sinceramente a Matt Green, Bruce Friedrich, Holly Sternberg, Mark Gold, Kristina Johnson, Sara Chenoweth, Harold Brown, Ryan Zinn, Michele Simon, Talia Berman, Danielle Simon, Wayne Pacelle, Jay e Wendy Baxter e Shaun Zaken. Estamos honradas com as generosas contribuições de C. David Coates, Christine Hoza Farlow, D.C. e Tim VanOrden. Nossa dívida de gratidão para com eles é imensa.

Rory:

Kim, minha parceira no crime, não consigo imaginar minha vida se não tivéssemos nos conhecido. Obrigada por mudar o curso da minha vida e por me iluminar com o seu brilho. Você me conquistou desde o início.

É com verdadeira adoração que agradeço a Tracy Silverman, que me iniciou neste caminho; a Lauren Silverman, que me inspirou a mergulhar neste de cabeça; a Jesse Hildebrandt, por me permitir fazê-lo; e a meus amigos mágicos que fizeram esta viagem ao meu lado: Sue Foley, Todd e Lisa Adamek, Nora Ariffin, Emily Ashba, Dave Feeney, Fara Horowitz, Jill Iacuzzo, Jessica Jonas, Margaret Klinger, Denise Kunisch, Lisa Leder, Chris Lucia, Julie Lundberg, Kerri Meyers, Lori Morgen, Luke Orefice, Michelle Pappas, Andrea Pendas, Brian e MC Permenter, Jackie Poper, Randie Rolantz, Christine Santoro, Kim Snowden, Nora Stein, Louie e Christine Tibolla, Susan Weinberg e todos os meus amigos, numerosos demais para serem citados aqui.

A minhas avós, Florence Freedman e Frances Levine, obrigada pelo seu amor e fé inesgotáveis. Pelo seu interminável entusiasmo e estímulo, agradeço a minha irmã e meu cunhado, Lesley e Tim Bailey. Acima de tudo, agradeço aos meus pais, Rick e Meri Freedman – é com o coração transbordando de amor que lhes agradeço por uma vida de amor e apoio incondicionais.

Kim:

Minha fantástica amiga e sócia, Rory, sem você nada disso estaria acontecendo. Agradeço a Deus todos os dias por termos nos conhecido e compartilhado o mesmo sonho. Saltamos e a rede apareceu. Obrigada por saltar comigo.

Keesha Whitehurst Frederickson, sou grata por você fazer parte da minha vida. Obrigada pelas risadas, pelo amor e por ser tão especial.

A todos os meus amigos, que me honram com sua presença no dia-a-dia, obrigada.

Milhões de agradecimentos aos meus pais maravilhosos, Richard e Linda Robinson, que acreditaram em mim e me estimularam nos bons e maus momentos.

A Jeri, Chrissy, Amanda, Melissa, Alex e Eliot: amo vocês!

E por fim, mas não menos importante, ao meu marido, Stephane. Faltam-me palavras, em qualquer idioma, para expressar meu amor por você. Sou grata a sua interminável paciência, constante fé, amor puro e eterno apoio. Sou abençoada por tê-lo ao meu lado no meu caminho. Je t'aime.

INTRODUÇÃO

Está cansada de ser gorda? Ótimo. Se você não suporta mais se olhar no espelho, está na hora de emagrecer. Ninguém precisa fazer faculdade de biologia para emagrecer. Não precisa morrer de fome para emagrecer. Nem precisa passar o dia inteiro na academia para emagrecer. É só ficar esperta e usar a cabeça. Sério. Só isso. As dietas da moda, os artigos de revistas e os anúncios nos fizeram uma espécie de lavagem cerebral; já não sabemos mais nem o que pensar.

O livro que você vai começar a ler agora apresenta a verdade sobre os alimentos, para que você possa tomar decisões inteligentes e bem fundamentadas. É esse conhecimento que vai lhe permitir ficar linda e maravilhosa.

Não é uma dieta. É um estilo de vida. Uma forma de desfrutar da comida. Uma maneira de se sentir saudável, limpa, energizada e purificada. Está na hora de recuperar sua mente e seu corpo. Está na hora de colocar aquela calça bem justa e sair por aí mostrando seus atributos, como se você fosse artista de novela, com direito a trilha sonora e tudo. Está na hora de colocar um biquíni bem cavado e ir para a praia, rebolando, como se fosse a rainha da cocada preta. Está na hora de ser magra e poderosa.

1
Deixa disso

É isso. Use a cabeça. Para emagrecer é preciso ser saudável. Saudável = magra. Pouco saudável = gorda. A primeira coisa que você vai precisar fazer é abrir mão dos seus vícios. Não se faça de boba! Ninguém pode conseguir emagrecer se enchendo de porcaria. Ou fumando. E nem me venha com desculpas do tipo "se eu parar de fumar, engordo". Ninguém quer mais ouvir isso. Fumar é para perdedores. Cigarro saiu de moda. Não só ferra toda a química do organismo como também acaba com as papilas gustativas. Não é de admirar que você só coma lixo. O cigarro não está com nada. Desista.

Obviamente, é mais fácil socializar-se depois de tomar umas e outras. Mas também de nada adianta ser uma porca gorda, com ou sem álcool na cabeça. E beber sempre = síndrome da porca inchada. Cerveja é para aqueles caras que fazem questão de ter barriga de chope. Engorda, incha e dá gases. Por que você acha que os jovens engordam no primeiro ano de faculdade? Cerveja, claro. Outros tipos de bebida alcoólica também não são melhores. Elevam o nível de ácido clorídrico no estômago, causando estragos no processo digestivo. Se você tiver problemas de digestão, o alimento não passará pelo organismo da maneira como deveria. Daí a síndrome da porca inchada. Para piorar ainda mais as coisas, algumas bebidas alcoólicas (e vinhos não-orgânicos) contêm uretano, substância química cancerígena.[1] Além disso, tanto cerveja quanto outros tipos de bebida alcoólica elevam os níveis de açúcar no sangue, o que é péssimo para o corpo. E não se deixe enganar: quando você está de ressaca, tende a comer porcaria o dia todo. Troque o álcool por vinho tinto orgânico produzido sem sulfitos. (Sulfitos são aditivos – usados nos alimentos e no vinho – para aumentar o tempo de prateleira e impedir a proliferação de bactérias. Asma e outras reações alérgicas podem ser provocadas pelos sulfitos.) Mesmo que o vinho seja orgânico, isso não significa que tenha sido produzido sem sulfitos. O rótulo deve dizer "produzido sem sulfitos" (em inglês, NSA, de "*no sulfites added*"). Esse elixir mágico – vinho tinto orgânico sem sulfitos – é rico em antioxidantes que combatem o câncer, pode reduzir o risco de derrames, ajuda a afinar o sangue e contém flavonóides, que diminuem o colesterol. Sim, vinho tinto orgânico faz bem. Não, você não deve beber uma garrafa inteira sozinha, diariamente. O abuso de substâncias alcoólicas pode causar infertilidade, câncer, doenças infecciosas, doença cardiovascular, encolher o córtex cerebral e alterar a função das células cerebrais. Se precisar de ajuda para parar de beber, procure os Alcoólicos Anônimos para descobrir o local da reunião mais próximo de você.

Coragem, meninas. Refrigerante é Satanás em forma de líquido. É o diabo. Lixo puro. Não há no refrigerante um único ingrediente que você deva colocar na boca. Para início de conversa, os altos níveis de fósforo do refrigerante podem aumentar a perda de cálcio no organismo; podemos dizer o mesmo do sódio e da cafeína.[2] Você sabe o que isso significa – perda de massa óssea, que pode causar osteoporose. E, até onde sabemos, o açúcar, encontrado em grandes quantidades no refrigerante, não emagrece ninguém! Mas calma lá, não vá se parabenizando porque só toma refrigerante nas versões *diet* ou *light*. É pior ainda. O aspartame (um ingrediente comumente encontrado nos refrigerantes dietéticos e outros alimentos *diet*) vem sendo acusado como responsável por diversas doenças assustadoras, como artrite, defeitos congênitos, fibromialgia, doença de Alzheimer, lúpus, esclerose múltipla e diabetes.[3] Quando entra no corpo, o álcool metil, componente do aspartame, transforma-se em formaldeído. O formaldeído é tóxico e carcinogênico (causa câncer).[4] Em estudos de laboratório, os cientistas utilizam o formaldeído como desinfetante ou conservante. Por isso, desista de tomar essa porcaria de refrigerante de uma vez por todas. Talvez sua bunda esteja cheia de celulite de tanto você tomar refrigerante *diet*. A Food and Drug Administration (FDA) recebeu mais reclamações sobre o aspartame do que sobre qualquer outro ingrediente até hoje.[5] Quer mais notícia ruim? Quando se associa aos carboidratos, o aspartame faz com que o cérebro desacelere a produção de serotonina.[6] Precisamos de um nível saudável de serotonina para nos manter felizes e equilibradas. Se é assim, a culpa de você estar gorda, doente e infeliz pode ser do refrigerante.

A não ser que você tenha vindo de Marte, já deve ter ouvido falar nessa história de "tomar oito copos de água por dia". Se você toma dois copos do líquido de Satanás de cada vez, é provável que não esteja bebendo os dois litros de água diários. A água é vital para manter o organismo limpo, desintoxicado. Elimina literalmente toda a porcaria e as toxinas que o organismo armazena com essa sua alimentação horrorosa. Talvez você esteja gorda porque não evacua bem. A água pode ajudar o processo de eliminação das fezes. Se o sabor da água cansa, experimente acrescentar uma fatia fina de limão ou lima ou, se quiser ousar mais, coloque um morango ou uma framboesa dentro do copo com água. Diga adeus aos refrigerantes e fique com um bumbum lisinho.

"Não funciono de manhã sem antes tomar meu café..." É... que ridículo! Isso é coisa de mulher fresca. Veja bem, muitos acreditam que as pessoas *precisam* de café para acordar. Se você é uma dessas pessoas que não consegue acordar sem um gole de café é porque ou está viciada em cafeína, ou sofre de privação de sono, ou sua saúde é uma droga. Abrir mão de sua dose matinal de café pode parecer o fim do mundo, particularmente se você for daquelas que freqüenta cafés na esperança de conhecer um cara interessante. Mas café não é heroína, garotas, e vocês vão acabar aprendendo a viver sem ele. A cafeína causa dor de cabeça, problemas digestivos, irritação do estômago e da bexiga, úlcera péptica, diarréia, constipação, fadiga, ansiedade e depressão. Afeta todos os sistemas orgânicos, do sistema nervoso à pele. A cafeína eleva os níveis do hormônio do estresse, inibe importantes sistemas enzimáticos que são responsáveis por limpar o organismo e sensibiliza áreas de recepção nervosa.[7] Um estudo chegou a associar a cafeína à maior suscetibilidade ao diabetes.[8] E nem adianta sair por aí comprando café descafeinado. O café, seja ele comum ou descafeinado, é altamente ácido.[9] Os alimentos ácidos fazem o organismo produzir células de gordura, com o objetivo de manter o ácido distante dos órgãos.[10] (Faça-nos o favor de não associar essa questão da acidez a frutas cítricas e outras frutas. Voltaremos a discutir o assunto mais tarde, na página 35.) Sendo assim, café é igual a células de gordura. P.S. Além disso, quem bebe café demais fica com um cheiro horrível na boca. E mais, utilizam-se pesticidas químicos no cultivo do grão do café, e de outros também. Um inseticida, o dicloro-difenil-tricloroetano (DDT), foi proibido nos Estados Unidos, mas continua sendo usado em outros países produtores de café.[11] Assim, se você não abre mão do cafezinho matinal, saiba que está começando seu dia com uma dose de veneno. Acrescente açúcar ou outros adoçantes artificiais, leite ou creme, e você será gorda para o resto da vida. Se gostar de tomar uma xícara de café de vez em quando, tudo bem. Mas se precisar dele, está na hora de abandonar esse hábito.

Uma maneira bem melhor de começar o dia é com uma xícara de um chá de ervas sem cafeína – orgânico, é claro. O chá verde descafeinado é como uma pílula mágica. Suas qualidades antibacterianas e de combate ao envelhecimento são tão famosas quanto sua reputação no combate ao câncer e às alergias, bem como sua capacidade de reduzir a pressão arterial. Se precisar ir a um café, vá. Mas tome um chá de ervas descafeinado em vez do café. Sente falta da sua dose de cafeína? Tome um suco de laranja orgânico, preparado na hora, e o efeito será o mesmo. Depois que tiver conseguido se livrar da dependência da cafeína, você vai curtir o maior barato com o suco feito na hora.

Essa onda de *junk food* nunca vai acabar. Ao contrário, torna-se mais atraente a cada minuto, com os aromas desenvolvidos em laboratório, sabores artificiais, corantes, conservantes tóxicos e óleos hidrogenados prejudiciais à saúde do coração. Sabemos que são irresistíveis, mas ninguém emagrece comendo porcaria. Use a cabeça. Balas, batata frita de saquinho e sorvete têm um sabor dos deuses, sabemos disso. Mas não só são cheios de gorduras saturadas, açúcares, óleos hidrogenados, calorias e colesterol como também contêm resíduos químicos suficientes para fazer crescer barba no seu rosto. Já ouviu falar em hidroxianisol butilado (BHA) ou hidroxitolueno butilado (BHT)? Muitas pessoas nunca ouviram falar nisso, embora esses conservantes químicos sejam acrescentados ao alimento ou à sua embalagem.[12] A FDA não exige que as empresas divulguem a presença dessas belezinhas quando são usadas na embalagem, embora possam entrar em contato com os alimentos que ingerimos. Assim, essas porcarias que você come têm uma vida de prateleira de 22 anos e provavelmente viverão mais do que essa sua bunda gorda. Bom, antes de chegar à conclusão de que você é um gênio, porque só compra alimentos embalados *light*, sem gordura, pense um pouco. Sempre que vir as expressões "sem gordura" ou "*light*", pense nas palavras "tempestade de porcaria química". Leia os ingredientes. Você acha mesmo que açúcar, gordura hidrogenada, ovos ou milho não engordam? Fala sério! Olha só, o açúcar, como o café, cria um ambiente ácido no organismo.[13] Você acabou de aprender que os alimentos ácidos fazem o corpo produzir células de gordura. É só pensar: açúcar = gordura. Se você se der ao trabalho de procurar a loja de produtos naturais mais próxima, encontrará inúmeros produtos e lanchinhos saudáveis que poderá comer sem problemas, e cujo sabor é tão bom que você vai sentir vontade de sair dando cambalhotas pela sala. Não estamos dizendo que você deva trocar seis por meia dúzia. No Capítulo 11, apresentamos uma lista de guloseimas inofensivas de dar água na boca.

É viciada em medicamentos? Sai correndo para o armário de remédio quando começa a espirrar ou sente uma dorzinha à-toa? Deixa de ser mole, menina! O corpo, quando recebe os cuidados adequados, funciona como uma máquina perfeita. O cérebro nos diz quando alguma coisa vai mal fazendo-nos sentir dor ou desconforto. Quando enfiamos remédios para dentro a fim de eliminar essas dores e incômodos, estamos mascarando os sintomas, sem resolver o problema. Sempre que toma um remédio, você interfere na capacidade natural de cura do corpo. Na verdade, está eliminando reações inteligentes que alertam para a presença de um problema e enviando falsos sinais ao cérebro. Uma dor de cabeça pode indicar cansaço, desidratação ou uma alergia alimentar. É bem provável que seu organismo esteja reagindo contrariamente às porcarias que você vem comendo. A solução não é tomar duas aspirinas. Se seu nariz está escorrendo é porque seu corpo está tentando se livrar de alguma coisa pelo muco. Mas você, rainha do drama, vai correndo tomar um remédio. Agora ferrou. Os medicamentos são feitos de substâncias químicas. Esqueça o fato de serem aprovados pelos órgãos apropriados. Eles também permitem o uso do aspartame, certo? Coloque a cabeça para funcionar. Você acha que ingerir *substâncias químicas* pode fazer bem? Todo medicamento tem uma lista de efeitos colaterais. Isso significa que um medicamento pode fazer você se sentir bem momentaneamente, mas arruína alguma outra coisa no seu corpo. É, cólica dói. E não deveria ser diferente. Todo mês, ao sentir cólicas (sem tomar remédio), você está se preparando para a dor física do parto. Agüente. Pare de interferir nas coisas da Mãe Natureza.

(Obviamente, se você usa medicamentos com receita controlada, precisa consultar um médico antes de interromper seu uso.)

Desista da noção de que você pode ser sedentária e, ainda assim, emagrecer. Precisa se exercitar, sua preguiçosa. Tudo bem que uma alimentação adequada pode melhorar muito a sua saúde, seu corpo e todos os outros aspectos da sua vida. Mas mesmo assim você vai ter que ralar. Quando praticados em conjunto com uma boa alimentação, os exercícios fazem você emagrecer mais rápido do que a alimentação saudável isoladamente. Você não precisa passar sete dias por semana dentro de uma academia. Na verdade, nem deve, pois o excesso de exercícios faz mal. Pode provocar desidratação, artrite, osteoporose e lesões como distensões, entorses e fraturas. O excesso de exercícios também pode resultar em baixos níveis de gordura corporal, que podem afetar o ciclo menstrual e problemas reprodutivos.[14] Você quer ser magra, não esquelética. Vinte minutos de exercícios cardiovasculares por dia, cinco dias por semana, é um bom começo. Depois, após algumas semanas, aumente um pouco. Dependendo de seus objetivos de condicionamento físico, você pode aumentar os exercícios cardiovasculares ou treinamento de força de acordo com a sua rotina. Exercite-se pela manhã, se puder. Quando nos exercitamos, nosso ritmo cardíaco mais elevado e a respiração profunda fazem com que o corpo e a mente entrem em um modo de queima de gordura que pode durar o dia inteiro.[15] Independentemente do tempo de duração do exercício, logo você vai estar viciada em se exercitar. Quando começamos a transpirar, nosso cérebro libera endorfina e opiatos que nos proporcionam uma sensação de bem-estar. Os exercícios queimam gordura e calorias, melhoram a circulação, regulam as cólicas, definem os músculos, aumentam a força muscular e desintoxicam o corpo pela transpiração. Além disso, tendem a diminuir nossa vontade de comer besteiras e afasta aquela fome de elefante. Mexa-se. Você só tem a ganhar.

2
Carboidratos: a verdade

Nunca antes nos Estados Unidos se viu uma tendência alimentar tão ridícula quanto essa dos alimentos "pobres em carboidratos". Todos os restaurantes, supermercados e cadeias de *fast-food* aderiram a esse absurdo. Até os fabricantes de refrigerantes e cerveja gastaram milhões no desenvolvimento e comercialização de bebidas com baixo teor de carboidrato. Todos entraram nessa onda, na esperança de aproveitar a tendência, fosse ela saudável ou não. E saiba que não é.

Os carboidratos são compostos feitos de carbono, hidrogênio e oxigênio, e são *vitais* para fornecer energia ao corpo e ao cérebro. Sem eles, viraríamos zumbis. Quando ingerimos um alimento, o corpo transforma os carboidratos em glicose para gerar energia imediata; o restante é armazenado sob a forma de glicogênio.

No entanto, nem todos os carboidratos são iguais. Existem dois tipos de carboidratos: os simples e os complexos. Os carboidratos simples são uma droga; do ponto de vista nutricional, são puro lixo. São feitos basicamente de açúcar, que é lançado rápida, quase que violentamente, na corrente sangüínea, causando acentuados altos e baixos de açúcar. Essas variações tendem a nos deixar famintos, e nos levam a comer ainda mais. Os carboidratos complexos, por outro lado, são feitos de amido e fibras, sendo lançados gradualmente na corrente sangüínea e proporcionando um fornecimento constante de energia. No grupo dos carboidratos simples (essa porcaria), encontramos farinha branca, massas feitas com farinha branca (sêmola de trigo duro), arroz branco e açúcar branco. São esses bandidos os responsáveis pela péssima reputação dos carboidratos. Por algum motivo ridículo, os fabricantes de alimentos concluíram que não compraríamos seus produtos se eles não fossem brancos e macios. Assim, pegaram os grãos naturais, como arroz e trigo integral, e eliminaram todos os seus nutrientes, vitaminas e minerais, a fim de obter mudanças em sua cor e textura. Esse processo de refino compromete inteiramente a integridade nutricional do alimento – tudo em nome da aparência. Aí as empresas acrescentam esses nutrientes de volta nos alimentos refinados e usam termos como "enriquecido" ou "fortificado". Mas não adianta tentar enganar a Mãe Natureza. O organismo não absorve com a mesma facilidade esses minerais que foram adicionados aos alimentos.[16] É terrível, mas a maior parte dos cereais, massas, arroz, baguete, pães, biscoitos, *muffins*, bolos e produtos de pastelaria foi adulterada dessa maneira.

Preste atenção às reações do seu organismo quando você ingere esses alimentos. Você provavelmente notará alterações moderadas a intensas no seu humor e nos seus níveis de energia.

Não tenha medo. A variedade de carboidratos complexos é tão grande (a Mãe Natureza é generosa) que você não vai sentir falta da porcaria dos carboidratos simples. Farte-se com as glórias da batata, inhame, batata-doce, cevada, milho, arroz integral, feijão, grão-de-bico, lentilha, quinoa, painço e massas feitas com arroz integral, trigo integral ou hortaliças. Várias marcas de massas integrais oferecem essas variedades de "carboidratos saudáveis". Delicie-se com a beleza dos pães, biscoitos e *muffins* feitos de trigo integral e outros grãos integrais. (Grãos integrais são aqueles que não foram descascados, refinados ou sofreram branqueamento, nem foram privados de suas características originais e, por isso, ainda possuem todos os nutrientes presentes originalmente.)

A Food for Life tem uma linha ótima de pães integrais e de grãos germinados e a Pacific Bakery e a French Meadow Bakery comercializam pães orgânicos que também não fazem feio.*

E não se esqueça da enorme variedade de hortaliças e frutas – carboidratos complexos que fornecem ao corpo vitaminas, minerais e fibras.

É isso mesmo, você ouviu bem – frutas. Experimente. O aspecto mais irritante da dieta de restrição de carboidratos é a resistência em comer frutas. Não existe alimento mais perfeito do que as frutas. São singulares, na medida em que sua digestão não dá trabalho praticamente algum. Ricas em enzimas, passam sem esforço pelo organismo, fornecendo carboidratos, fibras, vitaminas, minerais, ácidos graxos e aminoácidos, além de taninos e flavonóides, substâncias anticancerígenas. Por conterem grande quantidade de água, as frutas hidratam o corpo e auxiliam os processos de limpeza, desintoxicação e eliminação.

Os autores do *best-seller Dieta sem fome*, Harvey e Marilyn Diamond, descobriram que o melhor é comer a fruta isoladamente, por sua facilidade e rapidez de digestão. Quando comemos frutas com outros alimentos, elas não passam pelo nosso organismo com a mesma rapidez. Apodrecem e ficam fermentando no estômago.

* No Brasil, não temos um produto que reúna a produção de pães integrais e de grãos germinados, mas temos o Pão do Bento – com uma linha de pães integrais – e a Molino d'Oro – com uma linha de pães orgânicos. (*N. da R.T.*)

Isso causa gases, inchaço e azia. Para combater isso, os autores recomendam comer frutas de estômago vazio, antes de fazer qualquer outra refeição do dia, e esperar trinta minutos antes de comer alguma outra coisa.[17] (Sabemos que nem todo mundo consegue fazer isso, e entenderemos se você ainda não estiver se sentindo à altura do desafio. É só um ideal a ser almejado.)

Assim, grite em alto e bom som para que todas as suas amigas idiotas e desinformadas escutem: VOCÊ PODE, SIM, COMER PÃO E FRUTAS!

3
Açúcar é coisa do diabo

Todas nós sabemos como é difícil ficar longe do açúcar. Mas se você não exorcizar esse demônio, nunca vai emagrecer. Dê uma olhada ao redor, na sua cozinha, à procura de lugares nos quais o demônio possa ter se escondido. Provavelmente, em lugares nos quais você nunca esperava. Dê uma olhada no rótulo de ingredientes dos cereais do café, pães, biscoitos, alimentos industrializados, tudo. O açúcar é como o *crack*, e os fabricantes de alimentos sabem que, se o acrescentarem aos seus produtos, você vai querer mais.

Mas, afinal, o que é essa entidade demoníaca? Em sua forma mais simples, é o suco da cana-de-açúcar. Uma planta – parece benigno, certo? E é, com moderação, ingerida em seu estado natural, em sua forma mais simples. Porém, todas as enzimas, fibras, vitaminas e minerais são destruídos durante o processo de refino.[18] Primeiro, a cana é prensada para a extração do caldo. Em seguida, o caldo é fervido para engrossar e se cristalizar. Depois disso, é centrifugado, para a remoção do melado. Então o açúcar é lavado e filtrado, para remover qualquer material que não seja açúcar e descolori-lo. (Por falar nisso, os filtros de açúcar normalmente são feitos de ossos de animais carbonizados. Asqueroso.) Finalmente, o açúcar é seco e embalado. Assim, como você pode observar, o açúcar refinado não tem valor nutricional algum. E, em geral, está presente em alimentos que contêm um monte de gordura, grande quantidade de calorias inúteis e colesterol aos montes. Assim, você se torna dependente de alimentos (devido ao seu conteúdo de açúcar) com grande quantidade de gordura, gordura saturada, óleos hidrogenados e calorias. O açúcar refinado, um carboidrato simples, foi associado à hipoglicemia, ao aumento da fermentação e à proliferação exagerada de fungos (dê uma olhada nas suas calcinhas sujas), ao enfraquecimento do sistema imunológico, à hiperatividade, ao transtorno do *deficit* de atenção, ao inchaço do fígado e dos rins, à elevação do ácido úrico no sangue, aos transtornos mentais e emocionais, a cáries e ao desequilíbrio de neurotransmissores no cérebro.[19] Além disso, os açúcares refinados *engordam*. O excesso é armazenado no fígado sob a forma de glicogênio. No entanto, quando o fígado está cheio, o excesso é devolvido à corrente sangüínea sob a forma de ácidos graxos.[20] Adivinhe onde acabam sendo armazenados? Se respondeu coxas, barriga, quadris e bumbum, acertou.

A indústria do açúcar é um grande negócio nos Estados Unidos, o maior fornecedor de alimentos doces do mundo. Não basta envenenarmos os nossos próprios cidadãos. Temos que ferrar com o resto do mundo também, tudo em nome dos lucros.

O xarope de milho rico em frutose é outro bagunceiro que entra na composição de inúmeros alimentos. Os fabricantes adoram sua versatilidade, colocando-o em praticamente tudo: sucos, refrigerantes, cerveja, iogurtes, barra de cereais, biscoitos doces, balas, pães, até em comida congelada. O xarope de milho rico em frutose é ainda mais processado do que o açúcar e, portanto, mais doce. Mas é adequado aos agricultores, pois sua produção é barata. Como o açúcar refinado, tem um radical efeito negativo sobre os nossos níveis de açúcar no sangue. Segundo estudos realizados pelo *American Journal of Clinical Nutrition*, diabetes e obesidade estão diretamente associados à ingestão de açúcar refinado e de xarope de milho com alto teor de frutose.[21]

Não estamos lhe dizendo para abrir mão do biscoito doce pelo resto da sua vida; certamente não queremos iniciar uma rebelião. Estamos simplesmente sugerindo que você substitua o açúcar refinado por alternativas naturais, mais saudáveis. No topo da lista, encontra-se o néctar ou xarope de agave. Esse adoçante rico em nutrientes na verdade pode ser benéfico à sua saúde. Não contém substâncias químicas utilizadas no processamento, e a versão natural (que não passa por processamento algum) contém vitaminas e minerais. Como é absorvido lentamente na corrente sangüínea, o néctar do agave não tem um impacto significativo nos níveis de açúcar no sangue. Pode ser usado para substituir o açúcar em qualquer produto ou receita.

A estévia, outro campeão, vem de uma planta encontrada no Paraguai. Os japoneses utilizam esse maravilhoso adoçante há décadas. Os sul-americanos o utilizam há séculos. Na verdade, a estévia é usada por centenas de milhões de pessoas ao redor do mundo para equilibrar os níveis de açúcar no sangue, reduzir a vontade de comer doce e auxiliar a digestão. Além disso, a estévia é conhecida também por suas propriedades antimicrobianas (inibe a proliferação de bactérias). Infelizmente, porém, trata-se do adoçante menos reconhecido nos Estados Unidos. Esse adoçante natural, à base de uma erva, não tem calorias, seu índice glicêmico é zero (o que significa que não altera os níveis de açúcar no sangue) e pode ser até usado com segurança pelos diabéticos. No entanto, por razões que espécies dotadas de inteligência desconhecem, a Food and Drug Administration não aprova a utilização da estévia em produtos alimentares.[22] Talvez alguém lá de dentro esteja dormindo com os chefões da indústria alimentícia.

Outros bons substitutos para o açúcar refinado são caldo de cana evaporado, Sucanat, rapadura, açúcar de beterraba, açúcar de tâmara, xarope de *maple* e melado. (Alguns fabricantes acrescentam banha ao xarope de *maple*, extraído da cristalização da seiva do bordo, ou ao melado para reduzir a espuma, por isso, ao adquirir um produto verifique se ele é 100% puro, orgânico.) E uma coisa é verdade: todos esses adoçantes naturais proporcionam um ou mais dos seguintes benefícios à saúde: enzimas, cálcio, ferro, potássio, proteínas, vitaminas do complexo B, magnésio, cromo, fibras e ácido fólico. Alguns contêm até mesmo carboidratos complexos.[23] Não estamos dizendo com isso que você deva comer bolo feito com adoçantes naturais três vezes por dia. Estamos apenas dizendo que você *pode* comer bolo. É só usar a cabeça a respeito da quantidade de doces que consome.

E palmas para alguns de nossos doces preferidos: biscoitos vegan da Uncle Eddie, barras de chocolate Tropical Source ou Terra Nostra, Oreos de Back to Nature ou Country Choice, figos orgânicos Newmans e biscoitos da Sun Flour Baking Co e da Alternative Baking Co.*

Agora que você já ouviu as boas novas a respeito dos adoçantes naturais, chegou a hora de ouvir as más notícias. Obviamente, o açúcar refinado faz mal, bem como o xarope de milho rico em frutose. E, caso você tenha desenvolvido o mínimo de sensatez depois de ler o Capítulo 1, PARE DE CONSUMIR PRODUTOS QUE CONTÊM ASPARTAME! Isso inclui refrigerantes *diet* e *light* e alimentos à base de adoçantes artificiais.

* No Brasil, existem biscoitos orgânicos como os da Native e da Jasmine, e os biscoitos Vegan do Universo Orgânico, figos e doces orgânicos do Sítio Quaresmeira. (*N. da R.T.*)

Quando o aspartame foi submetido à FDA, sua aprovação foi negada *oito vezes*. G.D. Searle, criador do aspartame, tentou obter a aprovação da FDA em 1973. Certamente não se deixou abalar pelos relatos de um neurocientista, o dr. John Olney, e da pesquisadora Ann Reynolds (contratada pelo próprio Searle), afirmando que o aspartame era perigoso. A dra. Martha Freeman, cientista da Divisão de Medicamentos Metabólicos e Endócrinos da FDA, declarou: "As informações submetidas ao exame são inadequadas para permitir uma avaliação científica da segurança clínica." Freeman recomendou que, até que a segurança do aspartame fosse aprovada, a comercialização do produto não deveria ser permitida. Ah, por falar nisso, suas recomendações foram ignoradas. De alguma forma, em 1974, Searle conseguiu aprovação para o uso do aspartame em alimentos secos. No entanto, daí em diante os ventos não lhe foram favoráveis. Em 1975, a FDA reuniu uma força-tarefa para revisar os métodos de teste de Searle. O líder dessa força-tarefa, Phillip Brodsky, declarou que "nunca tinha visto algo tão ruim quanto o teste de Searle" e classificou os resultados dos testes de "manipulados". Antes de o aspartame realmente começar a ser usado em alimentos secos, Olney e o advogado Jim Turner registraram objeções à aprovação.[24]

Em 1977, a FDA solicitou a abertura de um processo contra Searle por "representação equivocada e consciente, e ocultação de provas e apresentação de falsas alegações nos testes sobre a segurança do aspartame". Logo depois disso, o advogado norte-americano que estava à frente da investigação contra Searle recebeu uma oferta de emprego na firma de advocacia que representava Searle. Mais tarde, naquele mesmo ano, ele pediu demissão do cargo e se afastou do caso, atrasando a investigação. Com isso, expirou-se o prazo de validade das acusações, e a investigação acabou sendo abandonada. E ele aceitou a oferta do emprego na firma de advocacia de Searle.[25] Impressionante.

Em 1980, uma revisão do Conselho Público dos Inquéritos reunido pela FDA determinou que o aspartame não deveria ser aprovado. O conselho afirmou "não dispor de provas razoáveis da segurança do uso do aspartame como aditivo alimentar". Em 1981, foi indicado um novo representante para a FDA, Arthur Hull Hayes. Apesar do fato de três em seis cientistas terem se manifestado contra a aprovação, Hayes decidiu invalidar o parecer da equipe científica e permitir o uso do aspartame em algumas mercadorias. Em 1983, aprovou seu uso em bebidas, muito embora a Associação Nacional de Refrigerantes tenha recomendado à FDA adiar a aprovação até que pudessem ser realizados outros testes. Naquele mesmo ano, Hayes saiu da FDA em meio a acusações de improbidade. O Departamento de Saúde e Assistência Social estava investigando Hayes, que estava sob suspeita de ter aceitado propina de empresas reguladas pela FDA. Ele foi então trabalhar como consultor na firma de relações públicas de Searle. Interessante. A FDA finalmente convenceu o Congresso a processar Searle por fornecer resultados de testes sobre a segurança do aspartame falsos ou incompletos.[26] No entanto, os dois advogados do governo nomeados para o caso decidiram não processá-lo. Mais tarde, os dois foram trabalhar na firma de advocacia que representava Searle. Fascinante. Apesar de reconhecer 92 sintomas gerados pela ingestão do aspartame, a FDA aprovou sua utilização, sem restrição, em 1996.[27] Brilhante.

Tantas pessoas já adoeceram por causa dessa porcaria que existem hoje grupos de apoio às vítimas do aspartame. Alguns dos 92 efeitos colaterais do aspartame enumerados pela FDA incluem perda de memória, danos às células nervosas, enxaqueca, problemas reprodutivos, confusão mental, lesões cerebrais, cegueira, dor nas articulações, doença de Alzheimer, inchação, doenças do sistema nervoso, queda de cabelo, vontade de comer determinados alimentos e aumento de peso.[28]

O aspartame é uma indústria que movimenta bilhões de dólares.[29] A Associação Nacional de Justiça registrou uma série de processos judiciais contra fabricantes de alimentos que usam aspartame, sob a acusação de estarem envenenando o público. Em setembro de 2004, moveu-se um processo de US$350 milhões contra a NutraSweet e a Associação Americana de Diabetes. O Secretário de Defesa Donald Rumsfeld é citado no processo por fazer manobras políticas para obter a aprovação do aspartame pela FDA.[30]

NutraSweet e Equal contêm aspartame. Quando ingerido, um dos ingredientes do aspartame, álcool metil, é convertido em formaldeído, uma neurotoxina letal.[31] Além do aspartame, Equal contém o aminoácido fenilalanina. A fenilalanina ocorre naturalmente no cérebro. Em altos níveis, porém, pode aumentar as chances de convulsões e levar à depressão e esquizofrenia.[32] Um não é melhor do que o outro. Tanto NutraSweet quanto Equal são péssimos. Sweet & Low também não é nenhum santo. É um adoçante artificial que contém sacarina, composto de alcatrão de hulha.[33] Fique longe deles.

Já que estamos nos divertindo tanto, vamos meter o pau no Splenda, um dos adoçantes mais novos. Splenda é feito de açúcar clorado, que modifica sua estrutura molecular. O produto final se chama sucralose. Os fabricantes desse veneno veneram a ausência de calorias do produto, alegando ser seguro para diabéticos. A FDA chama a sucralose 98% pura. Os outros 2% contêm pequenas quantidades de metais pesados, metanol e arsênico.[34] Bom, pelo menos não contém calorias. Que mal faz ter um pouquinho de arsênico? Descobriu-se que a sucralose causa diarréia; danos aos órgãos e aos sistemas genético, imunológico e reprodutivo; edema no fígado e nos rins; e redução do peso do feto.[35] Que produto esplêndido! Segundo o dr. Joseph Mercola, em artigo publicado na revista *Consumer Research* intitulado "The Potential

Dangers of Sucralose" [Perigos em potencial da sucralose], "não existem indícios claros de que os substitutos de açúcar sejam úteis para a redução do peso. Ao contrário, existem indícios de que essas substâncias podem estimular o apetite."[36]

Não apenas foram movidos diversos processos judiciais como também o presidente da Associação Nacional do Açúcar e o fabricante do adoçante Equal estão envolvidos em uma disputa a respeito do Splenda. Um moveu uma ação contra o outro, alegando que os fabricantes de Splenda estão levando os consumidores a pensar, erroneamente, que o produto é natural, quando na verdade trata-se de um "composto químico altamente processado". Mas não vá pensando que os gigantes por trás dos adoçantes artificiais e da indústria do açúcar de uma hora para a outra começaram a se importar com a saúde pública. O inteligente *marketing* da Splenda simplesmente está acabando com as vendas deles. Mas até o diretor-executivo do Centro da Ciência para Interesse Público, o dr. Michael F. Jacobson, que normalmente critica a Associação Nacional do Açúcar, teve que concordar: "A propaganda e o rótulo, seja em produtos saudáveis ou pouco saudáveis, devem ser confiáveis, e não induzir ao erro."[37]

Os adoçantes artificiais e os açúcares refinados certamente fazem mal à saúde por muitas razões. Aqui está mais uma. Nosso organismo produz uma delicada operação de equilíbrio a todo momento – o equilíbrio do pH. Basicamente tudo que ingerimos tem um equilíbrio de pH próprio. Depois de ingerido, o alimento deixa um resíduo ácido ou alcalino no corpo, dependendo do conteúdo mineral do alimento. Surpresa: Os adoçantes artificiais são altamente formadores de ácido. (Café, proteína em excesso, carne, laticínios pasteurizados, açúcares refinados e alimentos gordurosos também).[38]

Quando há acidez demais no organismo, ficamos muito mais propensos a doenças. Às vezes, só nos descobrimos doentes quando já é tarde demais. Mas podemos observar pequenos incômodos, como problemas de pele, alergias, dores de cabeça, resfriados ou infecções por fungos. Ou podemos ter um trauma importante – danos graves a tireóide, fígado e supra-renais. Se o equilíbrio do pH tornar-se ácido demais, o organismo reage para se proteger. Para neutralizar o ácido, o organismo recorre aos minerais alcalinizantes de nossas reservas. Se as nossas reservas estiverem baixas, o organismo extrai os minerais dos ossos e dos músculos.[39] Se isso não for o bastante para assustá-la, pondere o seguinte: acredita-se comumente que as células do câncer prosperam em meios ácidos.[40]

Bem, logicamente, você deve estar achando que as frutas cítricas são ácidas; na verdade, quando entram no corpo, são alcalinizantes. Sabemos que isso contraria o bom senso, pois parecem ser ácidas. Mas contêm potássio e cálcio, minerais alcalinizantes. Praticamente todas as frutas, hortaliças e leguminosas são alcalinas quando entram no corpo.[41] Outros alimentos alcalinizantes são algas, missô, soja e tofu.

Frutas, mocinhos. Adoçantes naturais, mocinhos. Açúcares refinados, bandidos. Adoçantes artificiais, bandidos. E aí, alguma dúvida?

4
Carne podre

A Dieta do dr. Atkins. Que delícia. Coma a carne de boi morto, porco morto e frango morto. Evite frutas frescas. Se você acha que a Dieta do dr. Atkins irá fazê-la emagrecer, é porque é uma total idiota. Ou então uma daquelas comilonas, que quer acreditar ser possível comer hambúrguer o dia inteiro e mesmo assim emagrecer. Talvez não tenha entendido direito, por isso vamos repetir: para ser magra, é preciso ser saudável! Comer carne podre o dia todo e evitar frutas é a receita certa para o desastre. Obviamente, se você parar de comer carboidratos refinados, vai emagrecer. Essa é a parte da Dieta do dr. Atkins que realmente funciona. Só que a maior parte do peso que você vai perder decorre da perda de água. Veja bem, quando o corpo metaboliza proteína (encontrada em grandes quantidades em carnes e laticínios), os resíduos de nitrogênio são liberados sob a forma de uréia. A uréia é tóxica e precisa ser eliminada do organismo, por meio da urina. Assim, uma dieta rica em proteínas não elimina a gordura do corpo. Serve apenas como diurético – fazendo você urinar mais para colocar para fora a uréia tóxica.[42] Mas a perda de peso inicial ocasionada por essa eliminação não tem grandes conseqüências. Se continuar vivendo assim, você vai continuar sendo uma vaca gorda, inchada e sem saúde.

Dietas da moda, como a Dieta do dr. Atkins, tornaram-se populares por um motivo: escondem-se por trás de jargão científico que *parece* fazer sentido e lhe permitem ter uma alimentação inadequada, comendo alimentos que engordam ao mesmo tempo que evita carboidratos. Você acredita nessas dietas porque quer. A maior parte dos norte-americanos come duas vezes mais proteína do que o necessário, elevando a níveis alarmantes a incidência de obesidade, doenças cardíacas e câncer nos últimos cinqüenta anos. Quando você ingere grandes quantidades de proteína animal e gordura saturada e não come grãos integrais, hortaliças e frutas frescas, não há fibras para ligar-se às toxinas e à gordura, eliminando-as do organismo. Você acaba fazendo um mal enorme a si mesma. Seus pobres rins correm um risco sério de desenvolver cálculos, envelhecer prematuramente e parar completamente. Precisam trabalhar duas vezes mais para decompor as proteínas e eliminar os resíduos. Quando o sangue começa a mostrar os efeitos, já é tarde demais para reverter o dano. Para começo de conversa, os diabéticos podem sofrer ainda mais com as dietas ricas em proteína, pois já correm um risco ainda maior de desenvolver doenças renais. Em um estudo envolvendo 1.500 pacientes com diabetes, a maior parte havia perdido mais da metade da função renal devido à alta ingestão de proteína animal.[43] Você é daquelas que não dá a mínima para seus rins e quer apenas emagrecer? A Sociedade Americana do Câncer realizou um estudo durante um período de dez anos com quase 80 mil pessoas que tentavam emagrecer. Os participantes que comiam carne três vezes ou mais por semana ganharam substancialmente mais peso do que os que evitaram carne e consumiram mais hortaliças.[44] Estudos publicados no *The Journal of Clinical Nutrition* e no *The New England Journal of Medicine* concluíram que os carnívoros têm muito mais probabilidade de estar acima do peso do que os vegetarianos.[45]

Antes de começar a dizer por aí que você sofreu uma lavagem cerebral a respeito da evolução e da cadeia alimentar, continue lendo. Sim, os seres humanos têm um alto grau de inteligência. Sim, criamos armas para caçar e fogo para cozinhar. Sim, encontramos uma maneira de produzir em massa animais para consumo. No entanto, se estudarmos os animais selvagens, veremos que eles utilizam apenas suas capacidades naturais de caça, velocidade, força, garras, dentes e mandíbulas. Não utilizam ferramentas nem armas. Agora olhe para si. Dê uma olhada em suas frágeis unhas, comparadas às garras da águia. Dê uma olhada nos seus dentes, comparados às presas do leão. Compare sua velocidade e agilidade com as de um tigre. Compare a força das suas mandíbulas com as de um lobo. Imagine-se tentando correr atrás de um animal, capturá-lo, matá-lo com as próprias mãos, unhas e dentes. Não só ia parecer ridícula como também levaria uma surra. E, mesmo que conseguisse, imagine-se tentando comer a sua presa sem a ajuda do fogão e de talheres.[46] Sim, o cérebro humano nos permite ficar afastados do processo de caça. Mas será que isso significa que sejamos "evoluídos" e "inteligentes" e que devêssemos comer carne animal simplesmente porque podemos? A "inteligência" do homem também criou o álcool, o cigarro e as drogas. Será que devemos beber, fumar e usar drogas apenas porque podemos?

Muitos carnívoros creditam o fato de comerem carne à nossa evolução – de homens das cavernas ao que somos hoje. Mesmo que isso fosse verdade e que a ingestão de carne tenha nos ajudado a evoluir, veja qual foi o ponto de partida dessa evolução. Parecíamos macacos, com enormes cabeças, mandíbulas poderosas e grande força física. Talvez, na época, devêssemos comer carne. Mas, até onde sabemos, não estamos mais na pré-história.

No segundo em que colocamos alimento na boca, começa o processo de digestão, graças à saliva. E sabe do que mais? Nossa saliva alcalina não foi feita para decompor a carne animal; os carnívoros têm a saliva ácida, perfeita para a tarefa. O ácido clorídrico, essencial à digestão da carne, é secretado em nosso estômago em quantidades mínimas. O estômago dos animais carnívoros, por outro lado, tem dez vezes mais ácido clorídrico. Nossas enzimas, nosso trato digestivo e nossos órgãos são muito diferentes dos encontrados nos animais carnívoros. Gostemos ou não, nossos rins, intestino e fígado não são equipados para processar a carne animal. Comparado ao dos carnívoros, nosso intestino é muito longo; por isso, os alimentos que não são processados adequadamente começam a atravancar nosso intestino. A passagem do alimento pelo sistema digestório dos animais é rápida; por outro lado, os alimentos estragam, decompõem-se e fermentam em nosso trato intestinal e em nosso cólon, daí a necessidade de lavagem intestinal e enemas. Você já viu algum tigre precisar de lavagem? Não, mas certamente já viu tigres tirando um cochilo. Embora seu corpo tenha sido preparado para digerir carne, os animais geralmente dormem o dia todo quando comem carne porque o processo da digestão da carne os sobrecarrega. Genética e estruturalmente, somos projetados para sobreviver com alimentos de origem vegetal.[47] Independentemente de ser "carne magra" ou "peito de frango sem pele", gordura animal continua sendo gordura animal. Não se deixe enganar pelos termos cunhados pela indústria de carne. Nosso organismo não sabe lidar com a gordura animal, que acaba assim se acumulando no bumbum, nas coxas, quadris, braços e barriga.

Além disso, a realidade da indústria de produção de carne é de revirar o estômago.

Dos 10 bilhões de animais abatidos a cada ano nos Estados Unidos para consumo humano, a grande maioria vem de fazendas de criação de gado, porcos, frangos, galinhas poedeiras, novilhos e vacas leiteiras, nas quais há uma enorme quantidade de animais em espaços bastante reduzidos. Não há amplas pradarias ou pastos verdes, brilhantes. Os animais ficam confinados dentro de construções nas quais são literalmente amontoados um ao lado do outro. As galinhas poedeiras são colocadas em gaiolas tão pequenas que mal podem abrir as asas, seus pés mutilados acabam presos ao atravessar aberturas do piso de tela de arame onde ficam presas. Esse ambiente superlotado e estressante faz com que as galinhas biquem umas às outras e aos trabalhadores das granjas, por isso costuma-se cortar a extremidade de seus bicos com uma faca quente. Porcos e vacas são presos em compartimentos tão pequenos que não têm espaço para se virar nem deitar-se confortavelmente. O gado é submetido à marcação com ferros quentes; testículos e chifres são eliminados. Os porcos também são marcados e castrados; além disso, têm suas orelhas, rabos e dentes mutilados. Todos vivem em meio à imundície de sua própria urina, fezes e vômitos, com feridas inflamadas e infectadas. Para manter os animais vivos em condições tão insalubres, os criadores precisam aplicar-lhes altas doses de antibióticos.

Metade de todos os antibióticos produzidos nos Estados Unidos a cada ano é aplicada em animais criados em tais fazendas, causando resistência a antibióticos nos seres humanos que os ingerem.[48] Um estudo realizado na Universidade da Califórnia, em Berkeley, associou a ingestão de carne de boi a infecções do trato urinário (ITU) em mulheres. Ocorre que a doença infecciosa mais comum nas mulheres é a ITU.[49] É só fazer os cálculos.

Só para lhe dar uma idéia, compilamos uma lista parcial das substâncias que podem ser encontradas em carnes, aves, frutos do mar e derivados de leite: hexacloreto de benzeno (BHC), clordana, diclorodifeniltricloroetano (DDT), dieldrina, dioxina, heptacloro, hexaclorobenzeno (HCB) e lindano (hexaclorociclohexano – HCH).[50] Talvez por isso a ingestão de "carne" venha sendo associada a obesidade, câncer, doenças hepáticas, renais, pulmonares e do aparelho reprodutor, e também a deficiências congênitas, abortos espontâneos e doenças do sistema nervoso.[51] Os agricultores norte-americanos começaram a usar pesticidas químicos no final do século XIX e, inicialmente, entusiasmaram-se com os resultados. No entanto, acabaram notando que os pesticidas estavam matando aqueles mais expostos a eles: os agricultores e os animais. Em 1972, a EPA (Environmental Protection Agency – Agência de Proteção Ambiental) proibiu o uso do DDT.[52] Mas os pesticidas que vieram a seguir eram ainda piores. O BHC é 19 vezes mais carcinogênico do que o DDT, a clordana quatro vezes mais, a dieldrina 47 a 85 vezes mais, o HCB 23 vezes mais e o heptacloro 15 a 30 vezes mais. No final da década de 1980, das 450 espécies de animais em risco, mais da metade estava ameaçada de extinção. O governo finalmente impôs a proibição e o uso de outros pesticidas. Mas isso não impediu que esses pesticidas chegassem ao nosso suprimento de alimentos. As empresas tiveram permissão para vender seus enormes estoques de pesticidas para outros países. (Aparentemente, era aceitável envenenar pessoas e animais, desde que eles não fossem norte-americanos.) Esses países usavam os pesticidas em suas colheitas, que acabavam sendo importadas para os Estados Unidos.[53] Brilhante, não? E, proibidos ou não, depois que penetram no solo ou na água, os pesticidas podem continuar envenenando-os durante décadas.[54]

Um herbicida muito usado, o glufosinato, cujos resíduos foram encontrados em suprimentos de alimentos e água nos Estados Unidos, causa danos hormonais e cerebrais.[55] No livro *Diet for a Poisoned Planet*, David Steinman relata que, de todas as substâncias químicas tóxicas encontradas nos alimentos, 95% a 99% vêm da carne, peixe, laticínios e ovos.[56] O autor revela também que muitos dos testes realizados sequer detectam diversas substâncias químicas e pesticidas. Um estudo realizado pela própria FDA, denominado Total Diet Study, revelou que o *bacon* tinha 48 resíduos de pesticidas diferentes, a mortadela e outros frios tinham 102 poluentes industriais e pesticidas, o hambúrguer das cadeias de *fast-food*, 113 resíduos, o cachorro-quente, 123 e a carne moída, 82 resíduos químicos e de pesticidas industriais, para citar apenas alguns.[57] Comparada aos alimentos de origem vegetal, a carne contém 14 vezes e os laticínios cinco vezes mais pesticidas. Só os Estados Unidos usam *meio bilhão de quilos* de pesticidas anualmente nos alimentos. Isso, aliado ao patético processo de amostragem da contaminação e ao uso de hormônios do crescimento, levou a Comunidade Econômica Européia a proibir as exportações de carne dos Estados Unidos em inúmeras ocasiões.[58]

Aplicam-se em muitos animais drogas às quais se adiciona arsênico.[59] Arsênico! Pesticidas químicos costumam ser pulverizados diretamente na pele dos animais a fim de afastar parasitas, insetos, roedores e fungos. Além disso, esses animais são alimentados com comida tratada com pesticidas. Nas criações de animais, quanto maior, melhor. Mais carne, mais leite e mais ovos significam mais dinheiro para os criadores. Assim, para que eles cresçam mais e produzam mais, dão-lhe esteróides e hormônios do crescimento. Mas o que está acontecendo com as pessoas que comem esses animais? Nas meninas, a puberdade precoce alcançou proporções epidêmicas. Muitos cientistas atribuem tudo isso aos hormônios do frango, da carne e do leite que lhes são impingidos. Basicamente, sempre que você come carne de frango, boi, vitela, porco, ovos ou laticínios está ingerindo antibióticos, pesticidas, esteróides e hormônios. Vale a pena repetir: *Sempre que você come carne de frango, boi, vitela, porco, ovos ou laticínios está ingerindo antibióticos, pesticidas, esteróides e hormônios.*

A essa altura, você deve estar pensando: "E quem está interessado em saber desse papo de pesticidas e câncer? Só quero emagrecer!" Já tomou anticoncepcional e engordou? Já engordou ao fazer tratamento para fertilidade? Bem, a ingestão de animais aos quais se ministram hormônios tem o mesmo efeito de sua ingestão direta. Segundo a dra. Paula Baillie-Hamilton, autora de *The Body Restoration Plan*, os antibióticos, sozinhos, podem ser responsáveis pelo ganho de peso em animais.[60] Ela afirma também que as substâncias químicas tóxicas usadas na produção dos alimentos engordam. Sejam os pesticidas usados nas colheitas ou as substâncias químicas dadas aos animais para engordá-los, eles alteram o metabolismo do organismo, causando ganho de peso. Depois de ter estudado animais e seres humanos, ela descobriu que doses baixas de substâncias químicas tóxicas aumentaram o apetite, retardaram o metabolismo, reduziram a capacidade de queimar gordura armazenada e diminuíram a capacidade de exercitar-se.[61] A FDA lista aproximadamente 1.700 drogas aprovadas para uso em ração animal. Delas, aproximadamente trezentas incluem "ganho de peso" em sua descrição.[62] No entanto, no livro *Animal Factories*, Jim Mason e Peter Singer revelam uma estimativa de 20 a 30 mil drogas diferentes em uso atualmente.[63]

Ouvimos constantemente uma declaração esnobe: "Não como carne vermelha. Só frango." Bom, agora você já sabe: o frango é tão ruim quanto a carne de boi ou de porco. Na verdade, pode até ser pior. Segundo o *American Journal of Epidemiology*, a ingestão de frango (e de peixe) está associada ao câncer de cólon. Pesquisadores analisaram os hábitos alimentares de 32 mil homens e mulheres ao longo de um período de seis anos e, em seguida, monitoraram o surgimento dos casos de câncer durante os próximos seis anos. "Entre os participantes que geralmente evitavam carne vermelha, mas que comiam carne branca menos de uma vez por semana, o risco de câncer de cólon foi 55% superior do que entre os que evitavam comer os dois tipos de carne. Entre os que comiam carne branca pelo menos uma vez por semana, o risco de câncer de cólon foi três vezes maior."[64] Pesquisadores do National Cancer Institute descobriram que o frango grelhado tinha altos níveis de aminas heterocíclicas, carcinógenos que se formam quando a proteína animal é aquecida. Com 480 nanogramas de aminas heterocíclicas por grama, o frango grelhado registrou níveis 15 vezes maiores do que a carne de boi.[65]

E não se deixe enganar pela falsa sensação de segurança de que o governo garantiria a segurança dos alimentos. Volta e meia surgem notícias da epidemia de gripe aviária, mas a doença é muito real e pode ser altamente agressiva em bandos de aves. E, segundo uma pesquisa realizada pelo Conselho Nacional de Pesquisa, em uma fábrica de processamento de frangos 90% das aves estavam contaminadas com salmonela.[66] Estamos falando em 90%! Asqueroso.

Infelizmente, na água a situação não é muito melhor. Sim, alguns peixes contêm ácidos graxos essenciais, vitaminas, minerais e proteína. Mas todos esses nutrientes podem ser obtidos facilmente em sementes de linhaça; sementes de abóbora, gergelim e girassol; nozes; feijão de soja; frutas; hortaliças; folhas; produtos de soja; e grãos integrais. Peixes e outros frutos do mar contêm altos níveis de contaminantes de poluentes industriais e ambientais, dejetos e resíduos de pesticidas usados em terras agrícolas. Estão presentes no peixe também altos níveis de mercúrio e PCBs, que são bem absorvidos pelo organismo. Outros elementos notáveis são BHC, clordana, DDT, dieldrina, heptacloro e dioxina.[67] Essas substâncias químicas podem causar neurotoxicidade, deteriorando o estado e a habilidade mental da pessoa. O corpo humano contém acetilcolina, substância química de ocorrência natural que auxilia a transmissão dos impulsos de um nervo para o outro. Uma vez transmitido o impulso, a substância perde sua utilidade, sendo até mesmo prejudicial se permanecer no organismo. Assim, o organismo produz uma enzima, colinesterase, que destrói a acetilcolina indesejada. Os pesticidas inibem nossa capacidade de produzir colinesterase, causando assim um acúmulo de acetilcolina, que passa a ser então perigosa.[68] O mercúrio, um perigoso carcinógeno, pode alterar a função imune, elevar a pressão arterial, causar cegueira ou paralisia, aumentar a chance de mortalidade cardíaca e reduzir a fertilidade e virilidade.[69] Pode também causar danos cerebrais permanentes em fetos, bebês e crianças.

Apetitoso, não? Que tal um pouco de mercúrio envenenando o salmão? Que tal triquinose com o lombinho? Não se esqueça da salmonela com os ovos ou o frango. Certamente não queremos que você deixe de lado um pouco da doença da vaca louca. Pense em tudo que você vem comendo. Quando come salmão, hambúrguer, filé, frango, *bacon*, salsicha, presunto, rosbife, salame, mortadela, peru, cachorro-quente e pato, na verdade você está comendo carne de animais podres, em decomposição. Bom apetite!

Ignorar o problema não fará com que desapareça. Você não quer ver, mas continua comendo? Pois é, para ser magra, você precisa ser vegetariana – uma pessoa que não come animais ou frutos do mar mortos. E pare de reclamar. Não fomos criadas por pais *hippies*, vivendo em comunidades de vegetarianos. Quando crianças, nós duas comíamos carne, todos os dias. Zombávamos do tofu e odiávamos hortaliças. Sério. Kim era viciada em iguarias como carne moída em conserva, salsicha em lata e Big Mac. Todos os dias de 1992, Rory comia um sanduíche de presunto, ovo e queijo no café-da-manhã, seguido de um cheesebúrguer duplo com *bacon*, batata frita e refrigerante no almoço. No jantar, havia sempre frango, peixe, carne ou porco. Mas saiba que não paramos de comer carne apenas para emagrecer. Nós duas nos tornamos vegetarianas depois que ficamos cientes do tratamento dado aos animais nas fazendas. Mas observamos mudanças enormes em nossa mente, atitudes, saúde, humor e no tamanho do nosso traseiro quando abrimos mão da carne. Assim, antes de sair por aí dizendo "Eu não ia conseguir viver sem carne", saiba que praticamente todos os vegetarianos do planeta já pronunciaram essas mesmas palavras. Agora cale essa boca, busque inspiração na foto de uma magra e poderosa, e faça uma limpezinha na sua geladeira.

Existem inúmeros produtos à base de soja que imitam carne no mercado. Não só seu sabor é ótimo como também podem reduzir o colesterol, conferir proteção contra o câncer, reduzir o risco de ataques cardíacos[70] e ajudar o corpo a utilizar melhor o cálcio. Os fitoestrogênios, encontrados na soja, ajudam a proteger as mulheres do câncer de mama e podem aliviar os sintomas da menopausa.[71] Os adversários da soja, porém, alegam que ela pode impactar negativamente a tireóide, causar deficiências minerais e aumentar o risco de câncer de mama. No entanto, segundo o dr. Andrew Weil, especialista em saúde: "Ainda temos muito a aprender sobre a soja, mas a maior parte das pesquisas realizadas até o momento mostra que se trata de um alimento seguro e nutritivo quando ingerido em quantidades razoáveis – cerca de uma ou duas porções diárias."[72] Agora reflita e tome sua decisão.

Se resolver comer produtos à base de soja que imitam os produtos de carne, saiba que esses alimentos podem não ter o sabor original da carne. Mas, assim que se livrar do vício da carne, você ficará satisfeita com os substitutos. Basta investir algumas semanas (e uma verba) experimentando, até encontrar os produtos de que mais gosta. Hambúrgueres vegetarianos existem aos montes. A Health Is Wealth faz imitações de asas de frango de arrepiar até os pentelhos. O Gardenburger da Flame-Grilled

Chik'n é tão maravilhoso que dá vontade de sair voando de felicidade. A Lightlife tem uma linha fantástica de "frios" e um "*bacon*" fabuloso. Um *website* maravilhoso é www.vegieworld.com.* Trata-se de uma empresa asiática que vende pelo correio não apenas imitações de frango e carne como também de frutos do mar. Mas você nem precisa ir tão longe assim: quem procura acha. No Capítulo 11, apresentamos inúmeros alimentos sem carne. Mas lembre-se, para ser magra, é preciso usar a cabeça. Leia todos os ingredientes e verifique se realmente não existe algum produto de origem animal nos que você comprar. Durante o resto de sua vida como magra e poderosa, sempre que comprar alguma coisa para colocar na boca, verifique quais são os ingredientes.

* Sojabúrguer e Tofubúrguer são opções nacionais oferecidas pela Samurai Tofu [www.samurai.com.br]. O Portal Orgânico [www.portalorganico.com.br] indica *sites* sobre agricultura orgânica, nutrição, mercados, restaurantes, lojas especilizadas, feiras livres orgânicas, *spas*, hotéis e pousadas no Brasil. (*N. da R.T.*)

5
O desastre dos laticínios

Vai mamar no peito da sua mãe. Isso mesmo. Mamar no peito da sua mãe. Parece ridículo? E é. Está na hora de usar a cabeça.

Quando a mulher dá à luz, seu organismo produz leite, com o qual ela amamenta o filho.

O leite materno pode transformar um recém-nascido de três quilos em um lindo bebê de 12 quilos ao completar um aninho. Nossa, como o leite materno engorda! Seu objetivo original é propiciar o maior estirão de crescimento da vida da pessoa. O leite materno, em si, pode proporcionar um ganho de peso de 300% em um período de 12 meses. Quando a criança está com 12 a 24 meses, a mãe pára de amamentá-la. O leite seca. A criança nunca mais voltará a mamar o leite materno.

Como a vaca, e todos os mamíferos, ocorre algo muito semelhante. O organismo da vaca só produz leite quando o animal dá à luz. Ao contrário do que diz a crença popular, a vaca não precisa ser ordenhada – jamais. Suas tetas, como os seios da mulher, existem mesmo quando não há leite. No entanto, há uma grande diferença. O leite da vaca, por natureza, transforma um bezerro de quarenta quilos em uma vaca de mais de novecentos quilos ao longo de dois anos.[73] Permite que os bezerros dobrem seu peso ao nascer em 47 dias e satisfaz seus quatro estômagos. É, parece que o leite de vaca engorda mais do que o leite humano, certo? Engorda. E deveria mesmo. As vacas são maiores do que os seres humanos. E o funcionamento interno de seu organismo é totalmente diferente do nosso, exatamente como deveria ser. Elas são vacas. Nós somos seres humanos. Buh.

Os mamíferos precisam da enzima lactase para digerir a lactose (o açúcar encontrado nos derivados de leite). No entanto, entre os 18 meses e os quatro anos de idade, perdemos de 90% a 95% dessa enzima. A lactose não digerida e a natureza ácida do leite pasteurizado estimulam a proliferação de bactérias em nosso intestino.[74] Tudo isso contribui para um risco maior de câncer, pois as células do câncer prosperam em meio ácido.[75]

Você costuma ter secreção mucosa? Os laticínios produzem muco e, não raro, o organismo desenvolve um resfriado, ou "alergia", para combater a invasão dos laticínios.[76] Mas a Mãe Natureza não é nada boba. Todas as espécies, inclusive a nossa, têm exatamente aquilo de que precisam para sobreviver. Seu objetivo não era fazer com que os adultos mamassem no peito da mãe. Não precisamos do leite materno quando adultos, assim como o bezerro, depois de grande, não precisa mais do leite materno. Somos a única espécie do planeta que bebe leite depois de adulta. Poderíamos estar tomando um copo de leite de gorila antes de dormir ou então leite de zebra com biscoitos. Por que o leite da vaca? Usar o animal que produz a maior quantidade de leite, mas é mais facilmente domesticado do que um elefante, significa mais lucros para os criadores. Não tem nada a ver com saúde ou com nutrição. Novamente, tudo se resume ao dinheiro. O setor de laticínios é uma indústria multibilionária, baseada em um *marketing* brilhante e no sabor viciante do leite, da manteiga e do queijo. Uma indústria que convenceu a maior parte dos médicos, consumidores e órgãos governamentais de que nós *precisamos* do leite de vaca. Disseram-nos durante a nossa vida toda: "Você precisa de leite para crescer. Sem leite, seus ossos quebram. Se você não tomar leite, vai ter osteoporose. Você precisa do cálcio do leite." *Tudo lorota.*

Pesquisadores de Harvard, Yale, Penn State e do National Institutes of Health estudaram os efeitos da ingestão de laticínios sobre os ossos. Nenhum desses estudos concluiu que os laticínios inibiam a osteoporose.[77] Ao contrário, um estudo financiado pelo próprio National Dairy Council revelou que o alto conteúdo protéico dos laticínios na verdade faz com que o cálcio "vaze" do organismo.[78] Depois de analisar 34 estudos publicados em 16 países, pesquisadores da Yale University descobriram que os países com a maior incidência de osteoporose – inclusive Estados Unidos, Suécia e Finlândia – eram aqueles nos quais as pessoas consumiam mais carne, leite e outros alimentos de origem animal.[79] Outro estudo revelou que enquanto 40 milhões de mulheres norte-americanas tinham osteoporose, apenas 250 mil mulheres africanas sofriam da doença. Na verdade, das quarenta tribos do Quênia e da Tanzânia, em apenas uma – os massai – havia ocorrência de osteoporose. Acontece que os massai são uma tribo que cria gado e bebe leite.[80]

Os laticínios foram associados também a diversos outros problemas, entre eles acne, anemia, ansiedade, artrite, transtorno do *deficit* de atenção, transtorno do *deficit* de atenção com hiperatividade, fibromialgia, dores de cabeça, azia, indigestão, síndrome do cólon irritável, dores articulares, osteoporose, baixa imunidade[81], alergias, infecções de ouvido, cólica, obesidade, doença cardíaca, diabetes, autismo, doença de Crohn, câncer de mama e de próstata[82] e câncer de ovário.[83]

Harvey e Marilyn Diamond, autores do *best-seller Fit For Life II*, dizem com todas as letras: "PRODUTOS DERIVADOS DO LEITE PRODUZEM DOENÇAS. São prejudiciais. *Causam sofrimento*. São perfeitos para quem quer ficar doente e ter um corpo doente. Os nutricionistas que defendem a indústria de laticínios ao afirmar que os laticínios são ótimos alimentos, deveriam se envergonhar – não apenas por levarem os inocentes a acreditar que os laticínios valem alguma coisa mas também por não se manterem atualizados em relação à área sobre a qual *deveriam* saber alguma coisa."

Sim, estamos dizendo que é de conhecimento de todos, na área de pesquisas médicas, que os laticínios fazem mal. Sim, estamos dizendo que os executivos da indústria dos laticínios estão totalmente conscientes desse fato, mas alegam que o leite "faz bem ao corpo". Como conseguem se safar a esse respeito? É fácil. Gastam centenas de milhões de dólares anualmente para comercializar seus produtos. E os consumidores, de um modo geral, não têm o costume de ler publicações especializadas, mas lêem revistas e assistem televisão.

E quanto aos médicos? Por que eles acreditam que o leite é benéfico? Infelizmente, nos Estados Unidos, a maior parte dos médicos quase nada sabe da nutrição. Segundo uma pesquisa do Senado, os médicos recebem *menos de três horas* de aulas de nutrição na faculdade de medicina.[84] Foram logrados exatamente como nós fomos.

Vamos fingir por um momento que o leite da vaca é saudável para os seres humanos. Mesmo que fosse, quando chegassem às nossas bocas já não mais o seriam. A dioxina, uma das substâncias mais tóxicas do mundo, costuma ser encontrada nos derivados de leite.[85] E lembre-se, para os produtores, quanto maior a produção, maiores os lucros. Quando você consome laticínios, está ingerindo os mesmos antibióticos, pesticidas, esteróides e hormônios que consumiria se comesse carne diretamente. Injeta-se hormônio do crescimento bovino nas vacas. Suas tetas, em condições normais, produziriam cerca de cinco litros de leite por dia. Os produtores, gananciosos, fazem com que suas vacas dêem até cinqüenta litros de leite por dia! Não existe a figura de um indivíduo tirando calmamente o leite da vaca, com um balde entre as pernas. As vacas são ordenhadas por máquinas; colocam-se grampos de metal nas sensíveis tetas das vacas. As tetas inflamam e infeccionam. Formase pus. Mas a ordenha continua; as máquinas continuam sugando as células brancas do sangue, mortas, para dentro do depósito de leite.[86] O estômago já está embrulhando? Para eliminar todas as bactérias e outras porcarias mais, é preciso pasteurizar o leite. Mas a pasteurização destrói enzimas benéficas e torna o cálcio menos disponível sem ao menos matar todos os vírus ou bactérias. Pois sim, até são encontradas partículas radioativas no leite![87]

Mas será que os órgãos governamentais não nos protegem de tudo isso? Protegem uma ova. Níveis revoltantemente altos de pesticidas encontrados nos laticínios cumprem os padrões estipulados pelo governo. Registros da FDA mostram que "praticamente 100% dos produtos de queijo fabricados e comercializados nos Estados Unidos têm resíduos detectáveis de pesticidas".[88]

O leite não é uma fonte confiável de minerais. Frutas e hortaliças contêm níveis muito mais altos de manganês, cromo, selênio e magnésio. As frutas e hortaliças também são ricas em boro, mineral que ajuda a reduzir a perda de cálcio pela urina.[89] O consumo de altas quantidades de laticínio bloqueia a absorção de ferro, contribuindo para a deficiência desse mineral.[90]

E então, será que você precisa do cálcio do leite? Não. Uma maneira simples de obter cálcio adequado é incluir os seguintes alimentos em sua dieta: grãos fortificados, couve, mostarda (folha), repolho, algas, agrião, grão-de-bico, brócolis, feijão-mulatinho, feijão de soja, tofu, sementes (as sementes de gergelim são uma das melhores fontes do mineral) e nozes cruas. É simples assim. Mas não saia por aí colocando para dentro comprimidos de cálcio, tentando obter uma solução rápida. As pesquisas mostram que os suplementos não fazem uma diferença significativa na prevenção ou tratamento da osteoporose.[91] A boa nova é que 15 minutos de luz solar diariamente auxiliam a absorção de vitamina D, o que se traduz em ossos mais fortes.

Agora você nos pergunta: e quanto aos ovos? Quando a mulher engravida e toma bebidas alcoólicas ou usa drogas, isso afeta o bebê, certo? Certo. Bem, o mesmo acontece com a galinha e os ovos. Quando você come ovos, está ingerindo os mesmos hormônios, pesticidas, substâncias químicas e esteróides que estaria se estivesse comendo o frango diretamente. Assim, se você acredita que comer "apenas a clara do ovo" não engorda, temos uma notícia para lhe dar. Os ovos são ricos em gordura saturada; pensar no que você está ingerindo ao comê-los é de dar ânsia de vômito. Experimente pensar pelo menos uma vez no que você coloca na boca!

Você vai mijar nas calças quando constatar o quanto vai emagrecer ao abrir mão dos laticínios. A gordura presente no queijo é o que confere o sabor e a textura que adoramos. Das calorias presentes no queijo, 70% a 80% vêm da gordura. Mesmo que você supostamente compre esse absurdo de ovos com pouca gordura, mais da metade das calorias vem da gordura.[92] Sem gordura? Ah, fala sério. Lembre-se para que serve o leite. Leite serve para engordar bezerro. Você realmente acredita que possa existir leite sem gordura? Use a cabeça. Leite = gordura. Manteiga = gordura. Queijo = gordura. Pessoas que pensam que esses produtos possam ser desnatados ou semidesnatados = perfeitos idiotas.

Por sorte, existem muitas alternativas aos laticínios que são vendidos não apenas nos supermercados como também, atualmente, em cafés e padarias. Nos Estados Unidos, muitos lugares oferecem hoje em dia leite de soja e sobremesas que não levam derivados de leite. Um dos nossos preferidos, com sabor de leite, é o Rice Dream (Original Enriched), fortificado com vitaminas e cálcio.* Mas fique à vontade para experimentar até encontrar sua marca preferida. Lembre-se apenas de ler a lista de ingredientes. Evite os substitutos de leite que contêm açúcar. No lugar da manteiga, experimente Earth Balance Natural Buttery Spread ou Soy Garden Natural Buttery Spread, ambos à base de óleos não-hidrogenados.**

Não consegue viver sem sorvete? Não precisa. A Soy Delicious tem produtos incríveis, em cuja composição não entram derivados de leite, com sabores fabulosos, como Chunky Mint Madness, Cookie Avalanche, Rocky Road e Peanut Butter Zigzag. Eles também têm uma linha de "sorvetes cremosos" e *sorbets* adoçados com frutas! Sem derivados do leite e sem açúcar! Parece um sonho! Somos fãs de carteirinha do Doublé Rainbow Soy Cream, outra alternativa maravilhosa ao sorvete cremoso.

É viciada em queijo? Não tem problema. Follow Your Heart's Vegan Gourmet é um ótimo substituto para a mussarela, queijo Monterey Jack e *nachos*, o popular petisco da culinária mexicana. Até derrete! É maravilhoso. Cuidado com as muitas marcas que se auto-rotulam "queijo de soja", levando os consumidores a acreditarem que não contêm laticínios. Quando você ler a lista

* O Universo Orgânico [www.universoorganico.com] produz e vende leite de arroz. (*N. da R.T.*)

** Uma alternativa brasileira para esses produtos são o creme de castanha-do-pará da marca Ouro Verde ou a pasta de tofu da Ecobras. (*N. da R.T.*)

de ingredientes, descobrirá itens como caseína e soro de leite. Fique longe deles.*

Não abre mão dos ovos? Essa é mole. Egg Beaters são feitos de ovos de verdade, por isso risque-os do seu caderninho. Mas, se você refogar tofu (corte ao meio antes) e acrescentar um pouco de azeite, sal, pimenta e *ketchup* orgânico, terá uma imitação perfeita de "ovo" frito.

À medida que a demanda de produtos saudáveis, saborosos, sem derivados de leite e que não provenham de animais for aumentando, um número maior de empresas nos fornecerá esses alimentos. Assim, deixe que seu poder de compra expresse seu desejo e seu corpo agradecerá. Não seja tímida. Se não encontrar no supermercado os produtos que deseja, abra essa sua boca enorme e peça.

* O Universo Orgânico, o restaurante Vegan Vegan, a Ecobras e casas especializadas também oferecem produtos para sobremesas como sorvetes, torta de banana e musse de cacau. Há opções de tofu fresco e tofu temperado orgânico como o da Ecobras. (*N. da R.T.*)

6
Você é o que você come

Agora seria uma boa hora para refletir sobre o ditado "você é o que você come". A frase, em toda a sua simplicidade, é brilhante. Você é o que você come. Você é um corpo humano feito de órgãos, sangue, intestino e outras porcarias mais. Os alimentos que coloca para dentro chegam aos seus órgãos e à corrente sangüínea – são eles que fazem de você o que você é. Assim, toda vez que coloca alguma porcaria para dentro, você se torna essa porcaria.

Se os Capítulos 4 e 5 não a convenceram a evitar a ingestão de produtos de origem animal (porcaria), talvez este consiga. Mesmo conhecendo as péssimas condições de vida impostas aos animais criados para abate, você não tem idéia do que sejam as práticas de abate. Os protocolos ditos "humanitários" exigem que os animais estejam "desacordados" antes do abate. No caso do boi, isso é feito inserindo-se uma vareta metálica no crânio do animal que, em seguida, é retirada. Quando feito adequadamente, utilizando-se o equipamento certo, o procedimento deixa o animal desacordado. Mas tempo é dinheiro e os matadouros operam à velocidade da luz – alguns matam um animal a cada três segundos. Com milhares de animais assustados e agitados, esse disparo nem sempre é certeiro, sendo extremamente comum o animal passar à próxima etapa do abate sem estar desacordado.[93] Nos suínos, que, em pânico, também não são atingidos com facilidade, utiliza-se uma vara de eletrochoque. Se a voltagem for alta demais, a carne do porco sangra e fica marcada (o que é péssimo para os negócios). E, como os negócios vêm em primeiro lugar, diminui-se a voltagem, embora se saiba que o eletrochoque utilizado não é suficiente para deixar os animais desacordados.[94]

Desacordados ou não, bovinos e suínos são então "pendurados" ao teto pela pata traseira com o auxílio de uma corrente.[95] Teoricamente, estariam inconscientes. No entanto, em geral estão plenamente conscientes, debatendo-se, mugindo, guinchando, com um olhar cheio de medo sobre os trabalhadores que abrem suas gargantas com uma facada.[96] Em seguida, são arrastados em uma esteira, onde sangram até morrer. Mais uma vez, porém, esses animais enormes e assustados recobram a consciência, debatendo-se e tornando-se alvos difíceis para os responsáveis pela degola. Resultado: nem sempre é possível fazer um corte preciso na hora da degola. Antes que possam sangrar até a morte, é feita uma abertura para a esfola do couro, e a pele é retirada das cabeças, etapa durante a qual muitos ainda estão vivos.[97] Obviamente, o processo é dolorosíssimo e os animais escoiceiam e debatem-se freneticamente. Para não serem machucados pelos coices do animal, os trabalhadores às vezes cortam a medula óssea à faca, fazendo um corte na parte posterior da cabeça. Isso paralisa o animal do pescoço para baixo, garantindo a segurança do trabalhador. Mas o animal ainda sente a esfola do pescoço para cima.[98] Em seguida, há o corte das patas e da cabeça com serra, suas entranhas são removidas do corpo e, finalmente, o animal é serrado em duas metades na posição da coluna vertebral. Muitas vezes, antes de sangrar até a morte, os porcos estão ainda conscientes quando são escaldados em água quente, para a eliminação dos pêlos.[99]

No caso do abate de frangos, estressados por terem sido criados em locais superlotados, muitas vezes bicam uns aos outros e aos operários, por isso a extremidade de seus bicos é literalmente cortada fora. Embora o frango atualmente ainda seja responsável por mais de 95% de todos os animais abatidos para servir de alimento, o Congresso norte-americano o excluiu (e também ao peru) do Humane Slaughter Act, legislação para fiscalização do abate de animais, por isso não se exige que esses animais estejam desacordados antes do abate[100] (não que isso fosse importante, é claro). No entanto, como é mais fácil lidar com frangos que não estão lutando pela vida, às vezes mergulha-se a cabeça da ave em um banho de água com carga elétrica. Isso as paralisa, mas não as deixa inconscientes.[101] São apanhadas, penduradas pelos pés e degoladas por uma máquina, milhares por hora.[102] Em seguida, são escaldadas em água quente para que sejam retiradas as penas. Novamente, a essa altura deveriam estar mortas, mas se a máquina de degola errar o alvo, ou se as aves não tiverem sangrado até a morte, são "fervidas" vivas. São então colocadas em uma série de máquinas que lhes arrancam as penas por meio de golpes, ainda vivas, e logo após terem sido escaldadas.[103] Enquanto isso, são manuseadas como se fossem brinquedos de borracha: apanhadas pelo pescoço, pelos pés ou pelas asas e jogadas de um lado para o outro. Acho que já deu para dar uma idéia.

Nas granjas de galinhas poedeiras, os pintinhos são absolutamente inúteis para os criadores, pois não produzem ovos. Assim, os trabalhadores apanham os pintinhos em uma esteira transportadora, dão uma olhada rápida para ver se são macho ou fêmea e jogam os machos "inúteis" no lixo. Isso mesmo. Literalmente. Milhões de pintinhos machos se amontoam em latas de lixo – e ali ficam até morrer.

No livro *Slaughterhouse*, Gail Eisnitz, que coordenou as pesquisas da Associação Humanitária de Produção Rural, entrevistou dezenas de operários de matadouros ao redor dos Estados Unidos. *Todos os entrevistados* admitiram abusar dos animais ou não denunciar os que o faziam.[104] Apresentamos a seguir algumas citações de operários de matadouros extraídas do livro. (São trechos difíceis de ler, mas imploramos que você leia cada uma deles. É importante saber onde os nossos desejos alimentares estão nos levando. Se os animais suportaram todo esse sofrimento, você certamente vai conseguir suportar a leitura.)

"Já vi os caras pegarem a vareta de eletrochoque – que são bem grandonas – e enfiar no rabo do porco... Já vi fazerem isso também com vacas... Enfiam no ouvido, nos olhos, garganta abaixo... Os bichos estão lá guinchando e eles simplesmente enfiam a vareta."[105]

"Os porcos ficam estressados muito facilmente. Se levarem muitas estocadas, sofrem um ataque cardíaco. Quando você encontra um porco que teve um ataque cardíaco de terror ou se recusa a sair do lugar, pega um gancho e enfia no rabo dele. A gente pendura esses bichos vivos, mas muitas vezes o gancho rompe a carne do porco e ele cai. Já vi coxas totalmente dilaceradas. Já vi o intestino do bicho cair para fora. Se o porco cair perto, você enfia o gancho na cara dele e pendura de novo."[106]

"Ou na boca. No céu da boca. E o bicho continua vivo."[107]

"Já vi porcos prontos para serem mortos chegarem perto de mim e esfregarem o focinho, como se fossem filhotes. Dois minutos depois, tive que matá-los a pancadas."[108]

"Esses porcos, quando escaldados, levantam a cabeça, começam a guinchar e a se debater. Às vezes, se debatem tanto que espirram água para fora do tanque... Mais cedo ou mais tarde, acabam se afogando. Tem um braço giratório que empurra os bichos para baixo d'água, não há chance de eles escaparem. Não sei se morrem queimados antes de se afogar, mas eles ainda ficam se debatendo lá por uns minutos antes de morrer."[109]

"Às vezes, pego um porco pela orelha e enfio a faca no olho dele. Não tiro só o olho não, enfio até o fim, até o cérebro mesmo, e arranco tudo fora."[110]

"A gente não mata só não, a gente empurra eles para baixo para eles se afogarem no próprio sangue. Abre o focinho deles em dois. Às vezes o porco está vivo e fica encarando você. Pego minha faca e tiro o olho dele fora. O bicho fica lá, guinchando."[111]

"Posso contar um monte de histórias de horror... de bois que enfiam o pescoço no anteparo dos portões do curral de abate e a única maneira de tirar eles de lá é cortar a cabeça deles fora enquanto ainda estão vivos."[112]

"Ele chuta os bichos, enfia a vara neles, usa qualquer coisa que encontrar pela frente. Já quebrou três varas esse ano só de enfiar neles. Não se importa se pega nos olhos, na cabeça, no flanco. Bate com tanta força que chega a quebrar as varas. E enfia pancada no lombo dos bichos."[113]

"Já vi animais sendo acorrentados, içados, surrados e esfolados vivos. Foram muitos, já nem me lembro mais quantos. É um processo contínuo por aqui. Já vi animais sendo içados totalmente conscientes, de olhos abertos, antes da degola. Já vi porcos [que deveriam estar deitados] na esteira onde sangram até morrer se levantarem para tentar fugir. Já vi porcos no tanque onde são escaldados tentando nadar."[114]

"Já vi caras que enfiam cabos de vassouras no ânus do animal, como se estivessem violentando-os com a vassoura."[115]

"Já dopei boi cujos ossos começaram a quebrar, mas o bicho continuava lá, vivo. Às vezes eles puxam e o animal fica preso na porta, aí você puxa, puxa mesmo, até arrancar uma parte, até o sangue começar a jorrar pelo chão. Quebram as pernas do bicho... As vacas começam a mugir, com a língua para fora. Eles puxam até o pescoço simplesmente sair."[116]

"Uma vez, peguei minha faca – que é bem afiada – e cortei fora a ponta do focinho do porco, como se fosse um pedaço de mortadela. O bicho ficou maluquinho por alguns segundos. Depois ficou ali, com cara de idiota. Aí peguei um punhado de salmoura e enfiei no focinho dele. Aí é que o bicho ficou louco, esfregando o focinho em tudo quanto é lugar. Ainda ficou um pouco de sal na minha mão – eu estava com uma luva de borracha – aí eu resolvi enfiar no rabo do porco. O pobre do porco não sabia se cagava ou se ficava cego."[117]

"Ninguém sabe a quem cabe corrigir os abusos para com os animais que ocorrem por aqui. As autoridades não fazem nada."[118]

Eisnitz relatou o constante fracasso do Departamento de Agricultura dos Estados Unidos (USDA) em impedir esse abuso e sua disposição de fazer vista grossa ao problema. Além disso, expôs a notória tolerância do órgão à presença de carne contaminada no abastecimento de alimentos ao homem. Pense um pouco. São 10 bilhões de animais por ano! Você acha mesmo que o USDA tem inspetores suficientes para supervisionar o abate seguro e humanitário de *10 bilhões* de animais por ano? É claro que os inspetores toleram o abuso e a carne contaminada. Imagine o tipo de pessoa cuja função fosse testemunhar o abate de milhares de animais inocentes diariamente. Mesmo que cada inspetor fizesse um bom trabalho (o que não ocorre), os operários poderiam facilmente ludibriar o sistema. Eisnitz entrevistou um funcionário de um matadouro de grande porte, que disse:

"Pode ser que uma parte dele [um cavalo contaminado] esteja ruim, talvez a pneumonia já tenha se espalhado. Se eu levasse ele de volta, meu chefe ia me dizer para cortar o bicho e levar para a câmara de resfriamento. A carne estaria condenada, mas ainda assim temos que esquartejar o bicho e empacotá-lo." Quando Eisnitz perguntou se eles não têm que levar um selo de inspeção do USDA, ele respondeu: "Ele [o chefe] tem o carimbo. Ele mesmo coloca o selo depois que o responsável vai embora... Você pega um cavalo condenado, tira a pele, corta em pedaços, vende a carne... Já vendemos carne de cavalo como se fosse carne de boi."[119]

Segundo o depoimento de uma ex-funcionária da companhia de produção de frangos e ovos Perdue ao Congresso, os abatedouros de aves são nojentos. Havia moscas, ratos e enormes baratas voadoras por toda parte, das paredes ao chão.[120] Acredite se quiser, a coisa piora: "Depois de penduradas, às vezes as aves caem no líquido que escorre entre as esteiras. É onde ficam as baratas, intestinos, órgãos e membros doentes, e por onde escorrem as fezes contaminadas e o sangue dos animais. Os trabalhadores [vomitam] nesse líquido... Escarram e cospem tabaco no chão... às vezes, precisam se aliviar ali mesmo... Os supervisores da Perdue nos instruíram a pegar as aves que caem no sangue e colocar de volta na esteira."[121] Um inspetor do USDA disse, a respeito das baratas: "Uma vez, iluminamos com a lanterna um buraco de onde elas entravam e saíam; havia tantas baratas amontoadas ali que não dava nem para ver a superfície."[122] Um operário de outro abatedouro disse: "Todo dia vejo frango preto, frango verde, frango sujo de fezes. Esses frangos devem ser descartados, mas continuam na esteira, a caminho do processamento."[123] Outro operário, de outro abatedouro, disse: "Já vi pessoalmente carne podre – dá para saber pelo cheiro. Essa carne podre é misturada com carne fresca e vendida para o preparo de sopinha para bebê. Eles pedem para a gente misturar com carne fresca, e é assim que é vendida. Dá até para ver larvas dentro da carne."[124] Sem comentários. Estamos simplesmente sem palavras.

Os animais são criaturas inteligentes, emotivas, sociais. Pesquisadores da Bristol University, na Inglaterra, descobriram que as vacas nutrem sentimentos de amizade e guardam rancor. Um estudo mostrou que as vacas demonstram entusiasmo ao resolver desafios intelectuais.[125]

Galinhas são tão inteligentes quanto mamíferos, inclusive alguns primatas, alega o dr. Chris Evans, behaviorista da MacQuarie University, na Austrália. São aplicadas, aprendem observando os erros dos outros. Um pesquisador realizou um estudo que demonstra a capacidade da galinha de usar interruptores e alavancas para mudar a temperatura do ambiente. Um documentário da rede de televisão PBS revelou o gosto das galinhas por televisão e música.[126]

Os porcos sabem jogar videogame! Foram considerados mais inteligentes do que os cães e crianças de três anos de idade. Eles também são capazes de indicar suas preferências em termos de temperatura.[127]

Até os peixes têm sentimentos. O dr. Donald Broom, conselheiro científico do governo britânico, explica: "A literatura científica é bastante clara. Anatômica, fisiológica e biologicamente, o sistema de percepção de dor dos peixes é praticamente igual ao dos pássaros e dos mamíferos." Os peixes, como os "vertebrados superiores", têm neurotransmissores semelhantes a endorfinas que aliviam o sofrimento. Obviamente, o único motivo pelo qual seu sistema nervoso produz analgésicos é para aliviar a dor.[128]

Os animais ouvem os gritos dos outros animais que estão sendo abatidos e ficam aterrorizados. Sabem que estão prestes a ter o mesmo destino e entram em pânico. Quando os bezerros são afastados das mães, estas escoiceiam as paredes, furiosas e frustradas, e literalmente mugem de dor. Pense em como você se sente quando está zangado, com medo ou quando está sofrendo. Observe as sensações físicas que acompanham essas emoções. São essas emoções – medo, sofrimento e raiva – que produzem alterações químicas no organismo. E fazem o mesmo nos animais. Você está ingerindo hipertensão arterial, estresse e adrenalina. Está comendo medo, dor e raiva. Está comendo sofrimento, horror, assassinato. Está comendo crueldade. Você é o que você come. E não pode ser magra, linda e ter uma pele maravilhosa comendo medo, dor e raiva.

Embora um percentual minúsculo da "carne" nos Estados Unidos venha de gado criado no pasto, como diferenciar animais que foram alimentados com ração, criados em cativeiro, de animais criados no pasto? As empresas querem que acreditemos que os produtos cujos rótulos afirmem ser de animais criados livremente sejam derivados de animais que passaram sua curta vida ao ar livre, desfrutando a luz do sol, o ar fresco e a companhia de outros animais. Mas os rótulos – exceto o "orgânico" das embalagens de ovos – não estão sujeitos ao controle pelos órgãos governamentais. Além disso, o USDA não fiscaliza as informações de que a carne provenha de gado alimentado no pasto, e não de gado confinado.[129] Como não existem órgãos que fiscalizem essas informações, você acreditaria na palavra de alguém que ganha a vida com o sangue de animais? E mesmo que fossem alimentados no pasto e abatidos segundo os procedimentos humanitários, os animais continuam sendo enviados a horríveis matadouros. (Um vídeo secreto de um matadouro *kosher* revelou que os animais sofriam os mesmos abusos e tortura.)[130] Muitos animais sequer sobrevivem ao transporte da granja ou do pasto ao abatedouro.

A única lei existente sobre os cuidados no transporte de animais diz respeito ao transporte *ferroviário*. Ocorre, porém, que 95% dos animais são transportados *em caminhões*.[131] Centenas de milhares de animais chegam ao seu destino mortos ou machucados demais, sem sequer conseguir sair do lugar. Como não há paradas no meio do caminho, os animais são forçados a fazer suas necessidades ali mesmo. No inverno, a carne e as patas dos animais literalmente congelam no piso e nas laterais dos caminhões. Assim, na chegada, são literalmente arrancados do caminhão. Um operário entrevistado por Eisnitz declarou: "Eles congelam nos caminhões. Chegam vivos, mas muitas vezes têm membros arrancados no desembarque."[132]

Presumindo-se que você tenha começado com um animal saudável (o que é altamente improvável), a essa altura já comeu hormônios, pesticidas, esteróides, antibióticos, medo, dor e raiva. Você é o que você come. Mas e se o animal não fosse saudável? Os animais que estão doentes ou machucados demais para caminhar são literalmente arrastados para os abatedouros, com uma extremidade da corrente presa ao animal e a outra ao caminhão. Até 2004, o USDA ainda permitia que esses animais fossem abatidos para consumo humano. Finalmente, com o surgimento de casos da doença da vaca louca (doença letal e incurável que pode ser transmitida aos seres humanos pelo consumo da carne da vaca), eles caíram em si. Mas, em 2005, Mike Johanns, secretário do USDA, anunciou que esses animais podem voltar a ser abatidos para consumo humano. Assim, além de toda a nojeira que você pode estar comendo, está comendo também todas as doenças que o animal tinha. Você é o que você come.

Vamos fingir que todos os animais mortos para consumo humano são saudáveis, felizes, livres de antibióticos, esteróides e pesticidas, criados e abatidos dentro de preceitos humanistas. Vamos fingir que você está comendo a "carne perfeita". Maravilha. Mas o que, exatamente, você está comendo? A "carne" que você come é a carne em decomposição de um animal morto. Assim que o animal morre, sua carne começa a se decompor. Quanto tempo se passou entre o abate do animal e o momento de sua ingestão? Podem ter se passado semanas, às vezes até meses. É isso que você quer, colocar o cadáver de um animal – que está apodrecendo há meses – na boca? No corpo? Como a carne é um tecido muscular, oxida quando exposta ao meio, tornando-se marrom. Por isso os açougues e mercados cortam fora as partes amarronzadas para aumentar o apelo. Outro segredo do negócio é o uso de corantes para melhorar a cor da carne.[133] Restaurantes e criadores poderiam alegar que sua carne é "maturada", mas continua sendo um cadáver em putrefação. Você é o que você come.

O fato de você não ver o que está acontecendo não significa que isso não exista. Sempre que sentir vontade de comer carne ou laticínios, lembre-se do que acontece dentro dos matadouros, abatedouros e supermercados. Linda McCartney disse bem: "Se houvesse vitrines nos abatedouros, seríamos todos vegetarianos."[134] Para dar um pouco mais de motivação ao seu novo estilo de vida, visite GoVeg.com.*

Quer dizer então que agora você é oficialmente vegan, uma pessoa que não come produtos de origem animal *de espécie alguma*. Nada de carne, frango, porco, peixe, ovos, leite, queijo ou manteiga. Orgulhe-se disso. Sim, evitar esses alimentos é um desafio, mas você terá uma recompensa cármica por ser vegan (uma delas é ser magra). Para começo de conversa, você estará

* Uma opção nacional é o Vegethus.com.br (*N. da R.T.*)

poupando a vida de pelo menos noventa animais por ano.[135] E todo ambientalista sabe que as atuais práticas de criação de animais estão destruindo totalmente o meio ambiente. Por mais ridículo que pareça, o metano gerado pelos arrotos e peidos de 10 bilhões de animais por ano é diretamente responsável pelo aquecimento global.[136] Urina e fezes poluem e contaminam o solo e a água do país. Segundo a Environmental Protection Agency (EPA), a Agência de Proteção Ambiental, esses animais são os maiores poluidores dos canais dos Estados Unidos.[137] Além disso, a quantidade de terra, alimentos, água e energia usadas para criar 10 bilhões de animais por ano para abate poderia ser usada para cultivar alimentos para *todos os povos que passam fome no mundo*. É isso mesmo – a adoção da filosofia vegan é um passo para acabar com a fome mundial. Carma sério, esse das pessoas magras.

Bom, então você não deve comer carne, frango, porco, peixe, leite, queijo e ovos. Vai comer o quê? Praticamente todo o resto: frutas, hortaliças, leguminosas, nozes, sementes e grãos integrais. No fundo, no fundo, você já sabia que esses são os alimentos mais saudáveis; está na hora de entrar na linha novamente. Nossa alimentação se afastou muito de seu curso original; deixamos que a carne assumisse o papel de protagonista, cabendo aos grãos e hortaliças os papéis secundários. Errado, errado, errado, errado. Existem inúmeros alimentos saudáveis, integrais e saborosos que você vem deixando de lado há anos. Bem, agora isso acabou.

Lembra de sua época de colégio, quando você aprendeu o que era fotossíntese? As plantas armazenam a energia do sol, que nós recebemos ao ingeri-las. Imagine a energia do sol banhando as frutas e hortaliças e chegando até nós quando as ingerimos. Imagine que essa energia está sendo transmitida para o nosso corpo.

Nosso sistema nervoso é mantido e estimulado por essa luz. Que maravilhoso presente da natureza – poder ingerir alimentos puros, que tanto dão ao nosso corpo!

Saiba, porém, que nem todas as frutas e hortaliças são iguais. As plantas precisam de vitaminas e minerais para funcionar e crescer apropriados. Quando são pulverizadas com pesticidas e cultivadas em solo quimicamente tratado, não absorvem os nutrientes apropriados. Isso gera perda de enzimas. Assim, frutas e hortaliças orgânicas – cultivadas em solo puro, não tratado, sem uso de pesticidas – têm muito mais enzimas do que as cultivadas da maneira convencional.[138]

Qualquer cientista pode lhe dizer que os alimentos têm "energia" ou "vida" própria. Qualquer pessoa dotada de bom senso pode lhe dizer que comer uma fruta fresca é mais saudável do que comer uma fruta cozida ou em lata. Por quê? Porque essa "vida" vem da energia, dos nutrientes, substâncias fitoquímicas e enzimas da planta. As enzimas são fatores bioquímicos vivos necessários à nossa sobrevivência. São essenciais à digestão, respiração, reprodução e funcionamento do DNA e do RNA. Além disso, ajudam no reparo e na cicatrização de órgãos, desintoxicam o organismo, transmitem impulsos nervosos e nos ajudam a pensar.

Existem três tipos de enzimas: metabólicas, digestivas e alimentares. Felizmente, produzimos nossas próprias enzimas metabólicas, que movem o corpo inteiro, preservam nossa saúde e nos defendem contra doenças e infecções. Mas nosso suprimento de enzimas é limitado. Por isso, para manter as funções orgânicas saudáveis, precisamos complementá-las com alimentos. Quando comemos, o corpo libera enzimas digestivas para "quebrar" os alimentos. Se ingerirmos alimentos destituídos de enzimas, como carne, comida processada ou até mesmo comida cozida demais (as altas temperaturas destroem as enzimas), nosso corpo terá que trabalhar muito mais.[139] Isso significa que terá de usar uma quantidade maior de nossas preciosas enzimas. Com o tempo, isso pode provocar o aumento dos órgãos digestivos e das glândulas endócrinas. (Estudos mostraram que a obesidade está associada ao aumento de peso desses órgãos.)[140] Essa falta de enzimas também pode afetar a capacidade do organismo de produzir enzimas metabólicas suficientes. Entretanto, quando ingerimos alimentos ricos em enzimas, como frutas, saladas ou hortaliças ligeiramente cozidas no vapor, podemos aumentar nossas enzimas, para que o organismo não precise trabalhar tanto. Nosso organismo não tem defensor melhor do que as enzimas. Quando não estão sendo usadas para a digestão, as enzimas estão ocupadas reparando e limpando o organismo.[141] Por isso, não saia por aí jogando suas enzimas no lixo!

Mas como colocamos essas enzimas para dentro? Basta incluir os alimentos a seguir em nossa dieta diária: frutas (sobretudo abacaxi, mamão papaia, banana e manga), hortaliças cruas ou ligeiramente cozidas no vapor, nozes e sementes cruas, *wheat grass* (grama de trigo orgânico, muito consumida em sucos), algas marinhas, alho e leguminosas. Os sucos são uma excelente maneira de desintoxicar o organismo e obter enzimas, mas devem ser bebidos imediatamente após o preparo.[142] Assim que é descascada, cortada ou transformada em suco, a fruta começa a perder suas enzimas.[143] Então comprar um litro de suco industrializado ou mesmo de suco natural pronto para servir não proporciona os mesmos benefícios de um suco da fruta recém-espremida. Os sucos industrializados foram pasteurizados, e o calor destrói as enzimas. Certamente, ainda é melhor beber suco pasteurizado do que refrigerante. Assim, se não puder preparar o suco você mesma, faça o melhor que puder.

Bom, aqui está. Frutas e hortaliças são a resposta. E, a não ser que você seja uma idiota que quer abrir a porta ao câncer, à obesidade e a órgãos inchados, a melhor coisa é optar pelos orgânicos. Você é o que você come.

7
Proteínas: mitos e mentiras

Se ganhássemos um centavo cada vez que um idiota nos perguntasse "Como é que vocês se viram sem proteína?", estaríamos milionárias. Você já ouviu falar, alguma vez na vida, de alguém que sofresse de deficiência de proteína? Já viu um elefante, alce ou girafa loucos atrás de uma dose de proteína? A não ser que estivesse totalmente bêbada ao ler os últimos três capítulos, a essa altura você já deveria saber a resposta: a idéia de que precisamos de uma grande quantidade de proteína é completamente equivocada. O excesso de proteína – sobretudo de proteína animal – pode causar danos aos rins; extrair cálcio, zinco, vitamina B, ferro e magnésio do organismo; causar osteoporose, doença cardíaca, câncer e obesidade. Além disso, em grandes quantidades, a proteína pode danificar tecidos, órgãos e células, acelerando o envelhecimento.[144] Isso mesmo! E saiba que pessoas de outras culturas consomem a metade da proteína que consumimos e, mesmo assim, têm uma vida mais longa e mais saudável.[145]

Embora em excesso seja prejudicial, a proteína continua sendo vital para a nossa saúde. A proteína produz enzimas, hormônios, neurotransmissores e anticorpos; repõe células desgastadas; transporta diversas substâncias no organismo e auxilia os processos de crescimento e reparação.[146]

Sendo assim, qual a nossa necessidade real de proteínas? Bom, dependendo de quem vai responder a sua pergunta, a resposta pode variar de 18 a 60 gramas por dia. Mas uma coisa é certa: os vegetarianos não precisam se preocupar. Pesquisadores de Harvard descobriram que os vegetarianos (que não se alimentam de *junk food*) obtêm quantidades adequadas de proteína em sua alimentação.[147] A Associação Americana de Dieta informa que uma dieta vegetariana fornece o dobro da quantidade diária de proteína necessária.[148] No livro *100% saúde*, o dr. Patrick Holford explica que "a maior parte das pessoas corre mais risco de ingerir proteína demais do que de menos".[149] É melhor você escolher outro motivo para a sua neurose.

E de onde vem a proteína na alimentação dos adeptos do veganismo? É simples. Comemos lentilhas, feijão, nozes, sementes, frutas, hortaliças, grãos integrais e produtos de soja (edamame, tofu, imitação de queijos e carnes). Quando você faz refeições balanceadas, compostas desses alimentos, certamente obtém proteína suficiente. Por exemplo, se no almoço você tiver comido um hambúrguer de soja no pão integral, acompanhado de uma salada pequena de tomate com abacate, terá ingerido 22 gramas de proteína. Viu como é fácil? Se quiser mais proteína, delicie-se com a espirulina, uma alga rica em proteína que contém ácidos graxos ômega-3 e ômega-6, vitamina B12 (importante para os vegetarianos), enzimas e minerais. Essa alga também estimula o sistema imunológico, combate o câncer e é útil nos casos de hipoglicemia, anemia, úlceras, diabetes e síndrome da fadiga crônica. A espirulina contém também todos os nove aminoácidos essenciais.[150]

Como assim, aminoácidos? É isso mesmo. São vinte os aminoácidos. O organismo humano produz 11; os outros nove aminoácidos essenciais podem ser obtidos por meio dos alimentos. Os aminoácidos são os alicerces da proteína. E, sim, a proteína desenvolve músculos. Mas mesmo quem se exercita e deseja desenvolver a musculatura não precisa de uma *overdose* de proteína animal (um mito ridículo perpetuado pelas academias). Lembre-se, alguns dos melhores atletas são vegetarianos: Chris Campbell é campeão olímpico de luta livre; Keith Holmes, campeão mundial de boxe na categoria peso médio; Bill Mannetti, campeão de levantamento de peso; Bill Pearl, quatro vezes Mr. Universo; Andres Cahling, campeão de fisiculturismo e medalha de ouro olímpico em salto no esqui; Martina Navratilova, campeã de tênis; e dra. Ruth Heidrich, seis vezes *ironwoman*, detentora de um recorde na sua faixa etária, campeã americana de *track and field* na categoria *master* e adepta do veganismo.[151]

Outro mito comum que já foi derrubado é a teoria da "combinação de alimentos". As proteínas da carne animal são "completas", o que significa que elas contêm todos os nove aminoácidos essenciais em quantidades semelhantes às encontradas na carne humana. Os alimentos de origem vegetal também contêm todos esse aminoácidos, só que em quantidades ligeiramente diferentes. Antes, acreditava-se que, para criar proteínas completas a partir de alimentos vegetarianos, era necessário combiná-los de maneiras diferentes. Por exemplo, dizia-se que arroz e feijão tinham que ser comidos juntos para maximizar seu potencial protéico. No entanto, hoje sabemos que a ingestão de uma variedade de alimentos de origem vegetal fornece todos os elementos de que precisamos. Além disso, os microorganismos e células recicladas em nosso trato intestinal produzem proteínas completas para nós.[152] Tudo que precisamos fazer é ter uma alimentação saudável e balanceada.

A gordura faz parte de qualquer alimentação saudável. Não adianta espernear. Gordura nem sempre engorda. Os ácidos graxos essenciais nos proporcionam energia e protegem contra doenças cardíacas, derrames e hipertensão arterial. Além disso, combatem alergias, TPM, artrite e problemas de pele.[153] Nosso maravilhoso organismo produz todos os ácidos graxos de que precisamos, exceto dois: os ácidos linoléico e linolênico, conhecidos também como ômega-3 e ômega-6.[154] Essas gorduras benéficas são encontradas no azeite de oliva, óleo de gergelim, óleo de canola, óleo de semente de linhaça, óleo de cânhamo, óleo de prímula, nozes e sementes cruas e abacate. Sendo assim, pare de dar ouvidos às burras e ignorantes que boicotam nozes, óleos e abacate por acreditar que engordam. Embora sejam alimentos ricos em gordura, não engordam (a não ser que você exagere na dose). Gorduras insaturadas como essas fazem bem ao corpo e, quando incorporadas a uma dieta vegan balanceada, não engordam. São as gorduras saturadas, encontradas em carnes, laticínios e óleos hidrogenados, que causam ganho de peso. Reflita sobre a fonte dos óleos ou gorduras que você costuma consumir e use a cabeça. Você acha mesmo que o abacate, que é uma fruta, vai deixá-la gorda como um elefante? Ora, nos poupe.

8
Limpando a casa

Fazer número 2. Passar um telegrama. Largar um barro. Sejamos sinceras: não há prazer maior do que sentar no bocão. Mas fazer cocô não é apenas motivo de piada. É uma ferramenta vital para o emagrecimento e a saúde. É matemática básica, meninas. É só calcular a quantidade de comida que você coloca na boca e a quantidade de cocô que você anda fazendo. Agora que você já sabe o que deve comer e o que deve evitar, já deve estar craque na hora de ir ao banheiro. E se só consegue fazer bolinha, alguma coisa está errada.

Mencionamos antes que beber muita água ajuda a eliminar os dejetos do corpo. Nunca é demais enfatizar a importância disso. Beba água, beba água, beba água. Mas se quiser fazer um daqueles enormes, é essencial comer também alimentos ricos em fibras, como cereais e pães de grãos integrais, arroz integral, milho, cevada, centeio, trigo-sarraceno, painço, aveia, frutas, hortaliças (sobretudo raízes, como cenoura), feijões e sementes. Evite alimentos com pouca ou nenhuma fibra, como carne, ovos, queijo, leite e alimentos processados ou refinados. Podem deixá-la entupida. (E essa coisa de dizer que banana prende é um mito. Pode comer.)

As fibras não servem apenas para quem quer fazer cocô. Oferecem proteção contra apendicite, candidíase, doenças cardíacas, hipertensão arterial, colesterol alto, diabetes, cálculos biliares, síndrome do cólon irritável e colite.[155] Os alimentos fibrosos também ajudam a normalizar os níveis de açúcar no sangue, saciar o desejo de comer determinados alimentos e propiciar a sensação de saciedade, para não comermos demais.[156] As fibras até combatem o câncer de cólon e também de cólon e reto, próstata e mama: se não fizermos cocô regularmente, os alimentos putrefatos permanecem dentro do nosso corpo, aumentando a probabilidade de produção de substâncias carcinogênicas.[157] Assim, coma fibras e faça cocô como um campeão.

Outra maneira de fazer o intestino funcionar é prestar atenção especial à ordem de ingestão dos alimentos. Por exemplo, alimentos de digestão rápida e fácil devem ser ingeridos isoladamente, no início do dia. Frutas no café-da-manhã. Salada e/ou hortaliças no almoço. Esses alimentos passarão pelo seu corpo à velocidade da luz. O jantar deve ser sua refeição mais "pesada". Siga essas regras simples e logo, logo você estará fazendo um tolete enorme. Se você não tem problemas, fique à vontade para desconsiderar este parágrafo.

Mas, se ainda precisar de um empurrão, coma mais feijão. Cuidado: se não tiver cautela, você pode acabar sujando as calças. Se não estiver acostumado a comer feijão, vá com calma e verifique se há um banheiro por perto.

Se ainda assim seu intestino estiver lhe dando trabalho, não tome laxantes. Eu sei, eles ajudam, mas não resolvem o problema subjacente, a causa da prisão de ventre. Os laxantes em geral irritam o trato gastrointestinal – até os naturais.[158] Pare de buscar uma solução rápida. Simplesmente continue bebendo muita água, exercitando-se e alimentando-se corretamente. Afinal, o que você tem na cabeça, merda?

9
Esqueça: o governo não dá a mínima para a sua saúde

O USDA NÃO É O QUE VOCÊ PENSA

O presidente Abraham Lincoln criou o Departamento de Agricultura dos Estados Unidos (USDA) em 1862 – quando a população norte-americana era basicamente agrícola, e os agricultores precisavam trocar informações sobre sementes e colheitas. Em outras palavras, o USDA foi criado para ajudar os agricultores.

De acordo com sua página na Internet, o USDA é responsável, entre outras coisas, pela "segurança dos produtos derivados da carne, de aves e dos ovos".[159]

Hum. Estranho isso. Porque muitos membros do alto escalão do USDA trabalhavam para setores de carne e laticínios ou eram, de algum modo, afiliados a eles.[160] E se o grupo responsável pela "segurança dos produtos derivados da carne, de aves e dos ovos" é dirigido por pessoas dos mesmos setores dos quais deveriam nos proteger... bem, isso caracterizaria conflito de interesses. *E é.* Um enorme, ridículo, escandaloso, catastrófico conflito de interesses.

Um ex-secretário do USDA foi obrigado a renunciar por conta de acusações de ter aceitado presentes ilegais de sete empresas diferentes. Ele foi indiciado por 39 delitos, como suborno de testemunha; aceitação de gratificações ilegais; declarações falsas e violação do Ato de Inspeção da Carne de 1907. (A Tyson Foods, uma das empresas que admitiu ter concedido favores corporativos ao secretário, foi obrigada a pagar US$4 milhões em multas e submetida a supervisão durante quatro anos. Um castigo suave, quando o USDA poderia ter impedido a Tyson de vender alimentos para as bases militares e escolas. Isso seria um golpe e tanto para a empresa, levando-se em conta que a mesma vendeu mais de US$10 milhões em alimentos só para o Departamento de Defesa dos Estados Unidos em 1996.[161] Mas não é assim que se trata os amigos, certo?)

Ann Veneman, secretária de Agricultura do presidente George W. Bush de janeiro de 2001 a janeiro de 2005, não só tinha ligações com a empresa responsável pela produção do controvertido hormônio de crescimento bovino (BGH) como também estava ligada a uma importante empresa de "empacotamento de carne".[162] A confusão não termina aí. Ela empregou uma porta-voz que foi diretora de relações públicas da Associação dos Pecuaristas, um chefe de equipe que costumava ser seu principal lobista, um ex-presidente do Conselho Nacional dos Produtores de Suínos e ex-executivos do setor de empacotamento de carne, só para mencionar alguns de seus favorecidos.[163]

Segurança em último lugar

Tendo isso em mente, não é de admirar que Veneman vetasse um programa que testaria todo o gado dos Estados Unidos a respeito da doença da vaca louca. Na verdade, das 35 milhões de cabeças de gado abatidas em 2003, o USDA examinou apenas 20 mil para a doença da vaca louca. (O Japão examinou *todo* o gado abatido para consumo humano.)[164] É claro que um criador de gado não teria interesse em examinar todo seu gado. Se ele estivesse infectado pela doença da vaca louca, não venderia a carne e perderia dinheiro. Deus nos livre do USDA sacrificar os lucros de um criador de gado.

Assim, para parecer um pouco preocupado com a prevenção da doença da vaca louca, o USDA muitas vezes lança mão de uma restrição da FDA, que proíbe alimentar o gado vivo com carne moída. Grande coisa. Proibir o canibalismo não exige inteligência. Mas do que adianta banir o canibalismo se ainda permitem que se alimentem os bezerros com *sangue de boi*? Stanley Prusiner, ganhador do Prêmio Nobel por seu trabalho sobre a doença da vaca louca, chama essa prática de "uma idéia idiota".[165] Imagine só: uma vaca morre da doença da vaca louca, mas ninguém sabe, porque não estava entre as 0,0005714% examinadas. Os criadores de gado agora estão proibidos de moer a carne da vaca morta e dá-la como alimento para outras vacas. Mas podem dar o sangue para os bezerros como parte de sua alimentação. Mas que diabo de coisa estúpida, nojenta e perigosa é essa?

O USDA também gosta de se referir a outro programa de "segurança" em vigor chamado Sistema Nacional de Identificação de Animais (Nais). O Nais é um sistema para identificar a origem de um animal para que, no caso da carne estar contaminada, ele possa ser encontrado em uma propriedade específica. (Esqueçam testes como medida preventiva. Implementem um sistema para ser acionado depois que alguém comer a carne contaminada e precisarmos fazer um *recall*). A participação nesse programa é voluntária.[166] Opa, o USDA tem regras bem rígidas para cuidar da segurança da carne de nosso país.

O *site* na Internet do USDA que descreve o Nais tem uma seção sobre "confidencialidade". Ali está escrito: "O Nais conterá apenas as informações necessárias para que os agentes responsáveis pela saúde dos animais possam encontrar os animais suspeitos e identificar quaisquer outros animais que possam ter sido expostos a uma doença... Para ajudar a assegurar aos participantes que as informações só serão usadas para propósitos associados à saúde dos animais, elas devem ser confidenciais. O USDA e seus parceiros estaduais trabalharão para proteger o caráter confidencial dos dados."[167] Que merda é essa? O USDA protegerá o caráter confidencial dos dados das propriedades que estão fornecendo carne contaminada ao público? Por que eles também não se oferecem para fazer um boquete nos criadores de gado?

Muitos consumidores inteligentes estão entendendo e sabem que não podem confiar no USDA. Segundo a Associação dos Consumidores de Produtos Orgânicos, "Lester Friedlander, ex-veterinário do USDA, diz que os funcionários do USDA lhe disseram, lá pelos idos de 1991, que, caso seus testes detectassem indícios da doença da vaca louca, ele não devia dizer a ninguém. Ele e outros cientistas dizem que sabem de casos de vacas cujos testes para a doença foram positivos nos laboratórios, mas foram dados como negativos pelo USDA."[168] Não confie em ninguém!

Desconfia-se que os hormônios ilegais que são injetados regularmente nos bezerros produzam células cancerígenas nos seres humanos que as consomem. O USDA foi não apenas acusado de ignorar essas práticas como também de falsificar resultados laboratoriais, alterar relatórios e pressionar os funcionários a mentirem sobre os acontecimentos.[169] Nem as prostitutas egoístas que comem carne de vitela merecem isso.

Primeiro os negócios

Ninguém merecia ser enganado todos esses anos pelas ridículas Diretrizes Alimentares e pela Pirâmide Alimentar do USDA. Em 1998, o Comitê de Médicos pela Medicina Responsável (PCRM) entrou com uma ação contra o USDA e o Departamento de Saúde e Serviços Humanos. O PCRM alegava que as leis federais foram violadas quando o USDA selecionou seis entre 11 pessoas com interesse financeiro em vários setores da indústria alimentar para servir no Comitê Consultivo para Normas de Dieta, o comitê consultivo para diretrizes alimentares. Entre as afiliações dos membros do comitê estavam o Instituto Americano de Carne, o Conselho Nacional de Rebanhos e Carnes, o Conselho Americano de Ovos, o Programa Nacional para Pesquisa e Promoção de Laticínios, o Conselho Nacional de Laticínios, um fabricante de iogurtes, a Dannon Company, a Mead Johnson Nutritionals (leite em pó para bebês), a Nestlé (alimentos para bebês, sorvetes, leite condensado) e a Slim-Fast (produtos dietéticos à base de leite).[170] Como é que pode?

(Em uma nota à parte, o PCRM também alegou que as Diretrizes Alimentares – que recomendavam os laticínios – tinham preconceitos raciais, porque a maior parte das pessoas que não pertenciam à raça branca era intolerante à lactose.[171] De acordo com a Johnson & Johnson, a intolerância à lactose afeta "mais de 50% da população hispano-americana, 75% dos índios norte-americanos, 80% dos afro-americanos e 90% dos americanos de origem asiática".[172] Por que a Johnson & Johnson se preocupa com os milhões de minorias que sofrem de intolerância à lactose? Porque podem fazer com que essas pessoas comprem o Lactaid, um produto que, segundo anunciam, auxilia a digestão de laticínios. Mesmo que você sofra de intolerância à lactose e seu organismo rejeite completamente os laticínios, ingira-os assim mesmo. Mas compre e tome nosso medicamento para não se sentir mal depois. Argh, isso nos deixa doentes de raiva.)

Tem US$19 bilhões? O setor leiteiro tem, e por isso tem o USDA no bolso.[173] O Conselho de Processadores de Leite da

Califórnia (CMPB) foi criado em 1993 para aumentar as vendas de leite na Califórnia. Foi responsável pelas campanhas destinadas a milhares de crianças: a "Tem leite?" e a "Leite faz bem à saúde". O CMPB é financiado pelos processadores de leite da Califórnia, mas é administrado pelo Departamento de Alimentação e Agricultura da Califórnia. O Conselho de Promoção dos Processadores de Leite (Fluid Board) criou a campanha "Bigode de leite", voltada para adultos jovens. O Serviço de Monitoramento de Agricultura do USDA administra o Conselho de Promoção dos Processadores de Leite.[174] O que significa, basicamente, que o Departamento de Agricultura da Califórnia e o USDA estão administrando as campanhas publicitárias para o setor leiteiro. Sob o pretexto de investir em saúde, eles conseguiram enganar o presidente Bill Clinton, durante seu governo, para que posasse para seus anúncios. Eles também tiveram a audácia de mostrar a secretária de Saúde e Serviços Humanos, Donna Shalala, com aquele ridículo "bigode de leite".[175] A secretária de Saúde e Serviços Humanos usando sua posição e título para promover um produto comercial! Ela apareceria em anúncios da Pepsi ou da Nike? Repetimos em alto e bom som: conflito de interesses. Eles até conseguiram o apoio do diretor nacional de Saúde dos Estados Unidos em um ato. No primeiro relatório já feito sobre "as condições ósseas no país", o diretor nacional de Saúde alertou para uma iminente "crise de osteoporose" esperada em 2020. A fim de evitar o desastre em potencial, seu relatório recomendava a ingestão de três copos de leite por dia. Adivinhem quem emitiu o relatório? O Departamento de Saúde e Serviços Humanos.[176] Não confie em ninguém.

Os horrores cometidos pelo USDA poderiam encher um livro inteiro. Mas isso não deveria nos surpreender. Embora eles não listem como parte de sua declaração de missão, o USDA admite estar "comprometido a salvar os agricultores e criadores de gado dos Estados Unidos".[177] O mesmo USDA responsável pela "segurança" da carne, das aves, dos laticínios e dos ovos também promove sua venda. Na verdade, eles até chegam ao ponto de comprar os produtos usando o dinheiro dos impostos que o povo paga. O USDA também gasta US$30 milhões por ano apenas em compra de carne. Outros US$30 milhões do dinheiro que penamos para ganhar vão para a compra de carne de porco.[178] Uau. Deve ser ótimo para essas indústrias ter o USDA como cliente sempre que têm um excedente de mercadoria. O que eles fazem exatamente com toda essa comida pela qual nós pagamos?

Tudo em um dia de trabalho

Já ouviu falar do Programa Nacional de Alimentação Escolar (NSLP)? É um esquema de US$4 bilhões de dólares de âmbito nacional que permite que o USDA compre toda essa carne, leite e queijo com o dinheiro dos impostos e depois enfie toda essa porcaria no organismo de mais de 20 milhões de crianças em idade escolar.[179] Já imaginou por que as merendas escolares são *obrigadas* a incluir leite? O NSLP se beneficia diretamente dos setores de carne, laticínios e aves à custa das crianças deste país.

Em 1999, uma fábrica de carne moída no Texas foi reprovada em vários testes do USDA para salmonela. Os testes mostravam que 47% da carne moída da empresa continham salmonela – uma proporção cinco vezes mais alta do que a permitida pelas normas do USDA. Apesar disso, e do fato de que os níveis elevados de salmonela na carne moída indicam níveis elevados de contaminação fecal, o USDA continuou a comprar milhares de toneladas de carne para distribuição em escolas. Na verdade, essa empresa era uma das maiores fornecedoras de merenda escolar do país, responsável por cerca de 45% da carne moída do programa.[180]

Fora a contaminação, segundo Michele Simon, do Centro para Orientação de Escolha Alimentar, que defende a alimentação saudável: "Uma avaliação do programa de merenda calcula que 70% dos itens oferecidos excedem as diretrizes alimentares dos Estados Unidos para o consumo de gordura."[181] Durante décadas, os grupos de defesa do consumidor ficaram horrorizados com esse arranjo insalubre que visa apenas o lucro. Com o apoio de inúmeros pais, médicos e nutricionistas, eles lutaram para que o leite de soja e outras opções saudáveis fossem aprovados pelo USDA para uso na merenda escolar. Mas o USDA (ou seja, a entidade que representa os setores de carne, porco, ave e laticínios neste país) não quer saber disso, é claro.

O USDA tem 15 programas de assistência alimentar, nos quais se incluem alguns para os idosos, os sem-teto, os militares e os pobres. Calcula-se que um em cada cinco americanos faz parte desse programa de US$41,6 bilhões.[182] Parece que o USDA está ajudando a alimentar muitas pessoas, não é? Isso mesmo. Eles estão lhes dando carne, aves e laticínios contaminados que prejudicam a saúde, entopem as artérias, causam problemas cardíacos e acidez – com o nosso dinheiro. Quanta generosidade!

Orgânicos ou não?

Como se não bastasse eles ditarem tudo ligado à carne e aos laticínios, o USDA também enfia seu enorme nariz em nossos produtos orgânicos. Em abril de 2004, o USDA fez mudanças radicais nos padrões do Programa Orgânico Nacional (NOP).[183] As novas regras enfureceram os agricultores e os consumidores de produtos orgânicos porque: o gado teve permissão para ingerir peixe não-orgânico, mesmo se contivesse toxinas ou conservantes sintéticos; as vacas e os bezerros que receberam hormônios do crescimento, antibióticos ou outros medicamentos ainda podiam fornecer ao público leite "orgânico", desde que tivesse se passado um ano da aplicação dos medicamentos; os pesticidas podiam ser usados mesmo se contivessem ingredientes inertes desconhecidos, desde que um "esforço razoável" tivesse sido feito para identificá-los; e os frutos do mar, alimentos para animais, vestimentas, fertilizantes e produtos para cuidados corporais podiam ser rotulados sem o monitoramento do USDA.[184] As pessoas não ficaram apenas lívidas com as mudanças reais, mas também com o processo de tomada de decisão. Pela lei, esses tipos de mudanças na regulamentação precisam passar por um período de discussão pública antes de serem postos em ação. Não houve período de discussão, apenas um anúncio das mudanças depois do fato.[185]

De acordo com Ronnie Cummins, diretor nacional da Associação dos Consumidores Orgânicos (OCA): "Em vez de seguir os regulamentos que defendem a integridade dos alimentos orgânicos, as fazendas- fábricas geridas por corporações, que desejam uma fatia dos US$11 bilhões anuais da indústria de produtos orgânicos, estão manipulando o USDA e o Congresso para mudarem as regras, adaptando-as a seu estilo de plantio tóxico-industrial. Permitir que alimentos não-orgânicos, potencial e geneticamente modificados, sejam incluídos na definição de "orgânicos" é um revés importante na integridade do que é o setor de mais rápido crescimento do setor alimentício neste país".[186] Graças aos telefonemas, cartas, *e-mails* e faxes de muitos consumidores furiosos, o USDA anulou todas essas mudanças em maio de 2004.[187]

Mesmo assim, muitas pessoas ainda desconfiam do USDA. O Centro para Segurança Alimentar (CFS), um grupo sem fins lucrativos que defende a segurança alimentar, afirma que o USDA pode estar aprovando certificados "falsificados" sob o guarda-chuva do Programa Nacional Orgânico (NOP). Tais suspeitas foram levantadas pelo grande volume de certificados aprovados em um curto período de tempo. Essas preocupações foram levantadas quando o USDA se recusou a fornecer ao CFS alguns documentos solicitados, embora fosse obrigado a fazer isso de acordo com Freedom of Information Act, a lei da liberdade de informação.[188]

Outros grupos ambientais se associaram à OCA e moveram uma ação contra o USDA. Uma de suas alegações era o fato de que o NOP do USDA criara uma categoria adicional de produtos certificados que se opunha diretamente à legislação colocada em vigor pelo Congresso. Eles declararam: "Quando o Congresso fala claramente sobre um assunto, o USDA não tem autoridade para reescrever o estatuto, abrindo exceções que diluam os padrões do decreto."[189] É muita cara-de-pau desses safados do USDA, não é? Ir contra leis criadas por políticos eleitos e criar suas próprias leis. É uma porra de um motim, é isso que é. Não confie em ninguém.

Quando for comprar alimentos orgânicos procure um certificado de qualquer um, menos do USDA. Oregon Tilth, California Certified Organic Farmers, Marin Organic Certifying Agency e Demeter Certified Biodynamic, todos têm uma boa reputação. Às vezes, um produto recebe o certificado de orgânico do USDA e de outro grupo. Portanto, não o descarte apenas porque recebeu o certificado do USDA.

Talvez você conheça laticínios da marca "orgânica" Horizon. É a maior fornecedora de laticínios orgânicos dos Estados Unidos. Bem, acontece que a Horizon foi acusada de violar os padrões orgânicos. O Cornucopia Institute, um grupo zeloso que apóia a agricultura orgânica, apresentou duas queixas ao USDA. Ele alega que duas fazendas importantes que fornecem leite à Horizon estão confinando vacas em um ambiente industrial e lhes negando acesso ao pasto, mas ainda estão chamando seus produtos de orgânicos.[190]

Por que deixam que tudo isso aconteça? Os políticos que elegemos não sabem o que está acontecendo? Por que não tentam acabar com isso? Alguns tentam. Mas muitos políticos se deitam na cama com as indústrias do mal. Só o McDonald's doa perto de US$2 milhões para campanhas; a Associação Nacional dos Pecuaristas, perto de US$1,5 milhão e a Associação Nacional dos Restaurantes, mais de US$3,1 milhões.[191] Odiamos parecer um disco arranhado, mas não confie em ninguém.

Será que todo mundo na FDA está drogado?

Essa imoralidade induzida pela ganância não se aplica apenas ao Congresso ou ao USDA. A Food and Drug Administration (FDA) também é uma fachada patética. Em 1990, a Monsanto Company solicitou a aprovação da FDA para o Posilac, uma forma comercializada de hormônio de crescimento bovino (BGH, usado para aumentar a produção de leite das vacas). Apesar de testes terem associado o hormônio aos cânceres de próstata e de tireóide, a FDA aprovou o Prosilac. É claro que esses malditos resultados dos testes só foram disponibilizados para o público em 1998, quando um grupo de cientistas promoveu uma análise independente do estudo. Eles descobriram que a FDA jamais fizera a revisão das descobertas da Monsanto! Mais recentemente, o BGH foi associado a níveis crescentes do Fator de Crescimento da Insulina-1, igualmente cancerígeno. Mas a FDA também não tem interesse nessas descobertas. Ou no fato de a Organização Mundial do Comércio e a Comissão das Nações Unidas que regulamenta padrões internacionais para a alimentação se recusarem a endossar a segurança do hormônio. E eles certamente não se importam que o leite do BGH esteja proibido em toda a União Européia, no Canadá, no Japão e em todos os outros países industrializados do mundo.[192] Malditos imbecis.

Por que a FDA teria permitido que um hormônio sabidamente causador de câncer estivesse presente em um suplemento de leite? Uma teoria é o fato de o representante substituto da FDA na época da aprovação do Prosilac ser um ex-advogado da Monsanto. E, durante o período que ocupou o cargo na FDA, esse mesmo indivíduo redigiu a medida isentando o BGH da rotulagem especial. No entanto, os dedos apontam ainda para uma ex-cientista da Monsanto que também era empregada pela FDA para rever suas *próprias* pesquisas, conduzidas enquanto ela trabalhava na Monsanto. Essa lindeza também permitiu um aumento de cem vezes de resíduos de antibióticos no leite.[193]

Não tema. A FDA não se comporta mal apenas no setor de laticínios. Também tem uma história questionável com o glutamato monossódico (MSG). Um ex-representante da FDA testemunhou no Senado norte-americano diante da Comissão de Nutrição do Senado, que o MSG era seguro, citando quatro fontes. Mais tarde, descobriu-se que dois dos estudos não existiam e os outros dois estavam incompletos![194]

Segredos e mentiras. É, eu sei que é muito para uma pessoa só. Então vamos entrar no jogo. Você já viu as palavras "sabores naturais" em listas de ingredientes de alimentos industrializados? É, isso acontece porque a FDA permite que as empresas sejam vagas e não exige que elas nos digam exatamente o que estamos comendo. A FDA tem uma lista de aproximadamente trezentos alimentos que cumprem o "padrão de identificação", isto é, não se exige que as empresas especifiquem seus ingredientes. Por exemplo: os fabricantes de sorvete podem usar qualquer um dos 25 aditivos especificados sem listá-los em sua relação de ingredientes.[195] Quem é que quer colocar alguma coisa para dentro sem mesmo saber o que é? A essa altura, no Capítulo 9, é melhor *você* não cair nessa!

Sua única chance é você

Se você quer ficar magra, confie apenas em si mesma. Se adotar apenas uma das práticas, que seja esta: *leia os ingredientes*. Esqueça a contagem de carboidratos, a soma de calorias e a multiplicação dos gramas de gordura. Apenas leia os ingredientes. Não importa quantas calorias, carboidratos, gramas de gordura a coisa tenha. *Não importa mesmo*. Você não precisa que as recomendações de quantidades diárias de alimentos feitas pelos idiotas do governo lhe digam como comer. Apenas leia a lista de ingredientes. Se forem saudáveis, integrais e puros – vá em frente. Se houver açúcar refinado, branco ou farinha refinada, óleos hidrogenados, qualquer produto de origem animal, qualquer coisa artificial ou alguma palavra assustadora que você não conheça – não coma. Não pode ser mais simples. Apenas leia a lista dos ingredientes e ignore completamente todas as outras porcarias complicadas que o governo coloca na embalagem. Ele que se dane. Não confie em ninguém. Fique magra.

E, acima de tudo, não se deixe levar pela propaganda inteligente usada na embalagem. As empresas que rotulam seus produtos de "integrais" ou de "nutritivos" podem ser as mesmas que acrescentam óleos hidrogenados, sabores artificiais ou conservantes sintéticos. Apenas leia os ingredientes de tudo que você compra. Não é uma grande coisa, desde que não seja analfabeta.

Há tanta burocracia e papelada em torno dos órgãos governamentais de saúde que é melhor você seguir sua própria cabeça. Afinal de contas, por que qualquer pessoa seguiria os conselhos nutricionais de organizações que deixam corantes, óleos hidrogenados, conservantes e sabores artificiais nos alimentos que ingerimos?

A EPA NOS DEIXA DOENTES

O milho StarLink, um organismo geneticamente modificado, contém uma proteína inseticida considerada perigosa para o consumo humano. Mas a Agência de Proteção Ambiental (EPA) permite o uso do StarLink na alimentação do gado.[196] E deixam que os seres humanos comam os animais que comem o milho? Pode ser seguro? Buh.

É claro que nada é sagrado para o grupo que permite que se coloque *combustível de foguete* em nosso leite. É isso mesmo. Combustível de foguete. No leite. Graças ao Pentágono, o percolato de amônia, o principal componente de explosivos no combustível de foguetes, está em nosso meio ambiente há décadas. Encontrou seu caminho na água utilizada para regar as plantações usadas para alimentar o gado. As vacas comem esses alimentos e o resultado é o leite contaminado. Se você bebe leite ou consome algum laticínio feito com esse leite, está ingerindo percolato. E a EPA realmente recomenda "uma dose diária segura".[197] Lamentamos, mas no local de onde viemos – a Terra – não existe ingestão segura de componentes explosivos! Mesmo se você acreditar que qualquer quantidade é segura, os testes revelam que os níveis de percolato do leite estão bem acima dos índices aprovados pela EPA. Estudos realizados pelo Grupo de Operação Ambiental (EWG), uma organização ambientalista suprapartidária, sem fins lucrativos, revelaram que *todas* as amostras de leite testadas no estado do Texas estavam contaminadas. O próprio Departamento de Agricultura e Alimentação da Califórnia descobriu que o leite nas prateleiras dos mercados tinha cinco vezes mais do que a "dose segura" de percolato definida pela EPA. Mas é claro que o

Departamento de Agricultura e Alimentação da Califórnia não divulgou esses resultados. Eles foram revelados pelo EWG. Embora tanto o setor de laticínios quanto os órgãos governamentais reconheçam que pode haver alguns riscos para a saúde associados ao percolato, eles permanecem dizendo que devemos continuar bebendo leite por causa do "cálcio, proteína e sais minerais".[198] Cada cabeça uma sentença.

Qualquer que seja a sua posição política, saiba o seguinte: a EPA da administração Bush solicita continuamente isenções em nome das empresas militares e de produtos químicos, permitindo que continuem com essa contaminação e esquivando-se da responsabilidade pela limpeza. Na verdade, a EPA da administração Bush tem sido muito criticada por causa de diversos casos de poluição ambiental que afetam os alimentos que ingerimos e a água que bebemos. Como o patético programa de voluntários do USDA, a EPA tem sua própria versão de como deixar os interesses comerciais agrícolas passarem por cima de toda a saúde e da segurança pública. Ao colaborar de perto com a Associação de Aves Domésticas e Ovos dos Estados Unidos, associação que representa os produtores e processadores de aves domésticas e ovos, e com o Conselho Nacional dos Produtores de Suínos (NPPC), a EPA desenvolveu um programa *voluntário* de monitoramento do ar. Esqueça o fato de que a EPA culpa as fazendas-fábricas por 73% de toda a amônia (vapor gerado pela merda e pela urina dos animais das fazendas) liberada no ar no país inteiro. Esqueça o fato de que a EPA indica o sistema industrial como o maior poluidor da água dos Estados Unidos. Os proprietários das fazendas-fábricas não precisam se submeter aos programas de monitoramento da EPA.[199] Se quiserem, podem se oferecer como voluntários. Que civilizado.

Furiosos com a falta de incentivo da EPA, os adversários mostram que o setor de fazendas-fábricas doou US$3,46 milhões para campanhas políticas, beneficiando principalmente os candidatos federais do Partido Republicano. O NPPC chegou até a presentear o presidente Bush com o prêmio "Amigo do Produtor de Carne de Porco" em 2004, agradecendo-o pela ajuda na "modelagem das políticas ambientais que impactam a agricultura".[200] Certo, bem, a população agradece.

Não confie em ninguém

A administração do presidente Clinton "implementou um sistema de inspeção alimentar com bases científicas", segundo Eric Schlosser, autor do *best-seller País fast-food*. No entanto, é triste dizer que tais tentativas foram esmagadas quando o Partido Republicano conseguiu a maioria no Congresso em 1994. Schlosser revelou que "os aliados do setor de empacotamento de carne no Congresso esforçaram-se para frustrar a modernização do sistema de inspeção da carne do país. Desperdiçou-se um grande esforço ao se negar ao governo federal qualquer autoridade para recolher a carne contaminada ou impor multas a empresas que, sabidamente, enviam produtos contaminados... A administração Clinton apoiou a legislação que dava ao USDA autoridade para exigir o recolhimento da carne e impor multas civis aos empacotadores de carne. [Mas] os republicanos no Congresso não conseguiram promulgar não apenas essa lei, mas também uma legislação similar [durante quatro anos consecutivos]... No âmbito das leis atuais, o USDA não pode pedir um *recall* da carne contaminada, não existe uma obrigação legal de se informar ao público – ou mesmo às autoridades sanitárias – que está acontecendo um *recall*".[201]

Bem, não queremos dizer que todos que trabalham para o governo sejam maus. É claro que há algumas pessoas decentes, preocupadas, éticas, inteligentes, bem-intencionadas trabalhando para a FDA, a EPA, o USDA e a administração Bush. Uma ex-advogada da equipe que acabou virando ambientalista disse que a EPA "não iniciou uma única investigação em quatro anos. Não está fazendo nada".[202] Está vendo, ela está do lado dos mocinhos, deu um pé na bunda da EPA. Infelizmente, muitos dos "mocinhos" parecem perdidos na confusão de política e ambição dentro desses grupos.

Portanto, faça um favor a si mesma: não confie em ninguém. Leia a lista de ingredientes. Ignore todo o resto. E, se ficou revoltada com tudo que acabou de saber, faça alguma coisa. Entre em contato com seus deputados, senadores, com o presidente e o vice-presidente, e exija reformas nesses órgãos trapaceiros e lenientes. Envie *e-mails* para políticos. Escreva uma carta para o editor de sua revista ou jornal favoritos e peça a outras pessoas para se unirem a você nessa cruzada.

10
Deixe de ser covarde

E se alguém dissesse que você pode mudar totalmente sua vida e ter o corpo dos seus sonhos pelo resto da vida? E se tudo o que você tivesse que fazer fosse seguir uma fórmula simples e talvez sofrer um pouquinho por um ou dois meses? E se você pudesse reprogramar seu cérebro para realmente gostar de alimentos saudáveis? Bem, sabe do que mais? Você *pode* mudar sua vida. Você *pode* ter o corpo dos seus sonhos pelo resto da vida. Você *pode* gostar de alimentos saudáveis. Tudo o que precisa fazer é seguir uma fórmula simples e estar disposta a adiar a gratificação por alguns meses. Alguns meses. É isso. Depois então você poderá aproveitar a sua nova forma *pelo resto da vida.* Deixe de ser covarde. Você tem todas as informações nutricionais de que precisa para se tornar magra e poderosa. O resto é com você. Embora esse seja um estilo de vida e não uma dieta, nos primeiros trinta dias, mais ou menos, vai parecer uma dieta. Durante esse período, você estará recondicionando seu cérebro, curando suas papilas gustativas e limpando e desintoxicando seu organismo. Isso pode parecer um saco. É muito provável que você se sinta privada, faminta, sobrecarregada e frustrada. Mas esses poucos e passageiros momentos valerão a pena depois que você emagrecer. Verdade seja dita, se você seguir nossas instruções, não será tão ruim.

Antes de começar a fazer algumas mudanças, repare em como está se sentindo e no papel da sua alimentação. Você acorda cansada? Só desperta pela manhã depois da primeira xícara de café? Você fica mal-humorada à tarde? Você precisa de lanchinhos para melhorar o humor? Tem pouca ou nenhuma energia? Você precisa de refrigerantes ou açúcar para dar uma levantada? Tem dificuldade para dormir? Uma taça de vinho é a única coisa que a deixa sonolenta? Quando come alguma coisa pouco saudável, como se sente enquanto está comendo? E logo depois? Uma hora depois? Como isso afeta o seu sono? Como você se sente no dia seguinte? Preste atenção nos efeitos negativos que sua alimentação e seu estilo de vida atuais têm sobre seu organismo, humor e níveis de energia. Comece a anotar em um diário tudo o que come e bebe durante o dia e como se sente. Assim, quando começar a fazer mudanças positivas na dieta, você vai gostar de *todos* os resultados – e não somente do emagrecimento.

Reconheça que vale a pena lutar pelo que se quer. Boa saúde, vitalidade, mais energia, mais confiança, sexo melhor, ótimos hábitos, um bumbum durinho – ou você quer isso ou não quer. Você pode continuar vivendo sua vida como se não estivesse concretizando seu glorioso potencial ou pode se dedicar a criar a vida que deseja. Chega de desculpas idiotas, como "não tenho tempo" ou "não tenho dinheiro". Você trabalha quarenta horas por semana ou mais, se for mãe em tempo integral. Certamente sua saúde e seu organismo e *você* são mais importantes do que qualquer coisa em sua vida. Você não tem valor para seus colegas, amigos e familiares se não se valorizar o suficiente para cuidar muito bem de *si mesma*. Sim, você tem que *se* colocar na frente dos amigos, pais, namorado, marido e até mesmo dos filhos. Isso não vai fazer de você uma filha, esposa ou mãe pior; vai fazer de você uma pessoa menos ressentida, mais confiante, interessante, linda, paciente, tolerante e divertida. Sua luz clara e reluzente dará a todos a sua volta a permissão e inspiração para brilhar ainda mais. Ame a si mesma o suficiente para fazer o que for necessário para ser a melhor possível.

Uma parte importante de qualquer programa de recuperação dos vícios – uma alimentação não-saudável é um vício – é viver uma dia de cada vez. Não se torture com pensamentos como "nunca mais comerei carne novamente" ou "como posso viver sem café?" Apenas viva uma refeição de cada vez. Não pense no futuro com medo e angústia. Uma refeição por vez. E, quando se sentir desesperada, lembre-se de que está no controle do que acontece em seu organismo, você não deve satisfações a ninguém e *pode* comer o que quiser. Muitas vezes, saber que você pode comer qualquer coisa que quiser é suficiente para evitar que coma o que quiser. Somos tão rebeldes...

Se você se sente realmente revigorada e motivada, está pronta para se envolver completamente no seu novo estilo de vida agora, siga em frente. Corra atrás do seu sonho. Caso contrário, sinta-se à vontade para definir metas menos grandiosas e lidar com uma mudança de cada vez. Isto significa passar a primeira semana de sua nova vida eliminando um vício imundo de cada vez. Sejam cigarros, café, álcool, açúcar ou *junk food*, carne ou laticínios — simplesmente elimine alguma coisa negativa de sua vida imediatamente. Escolha algo de que gosta mas que sabe que pode largar facilmente. (Mas comece agora. Não deixe esses sentimentos intensos desaparecerem – use-os.) Dedique a semana para eliminar esse item de sua dieta, do seu organismo, da sua cozinha e da sua mente. Pense em tudo o que aprendeu sobre esse item e como ele é repugnante. Visualize o efeito terrível que ele tem sobre seus órgãos, humor, saúde e aparência. Imagine exatamente o que é isso que estaria comendo. Saiba como se sentirá péssima, física e mentalmente, se comer isso. Entenda que você tem livre-arbítrio e que, se quisesse comer, poderia. Mas saiba com cada fibra e célula de seu ser que *hoje* você deseja colocar apenas alimentos puros, bonitos, saudáveis em seu organismo. O mais importante, reconheça que nenhum desses alimentos a fará feliz ou a deixará totalmente satisfeita. Na verdade, todos eles a deixam infeliz porque contribuem para problemas de peso, saúde, mudanças de humor e baixa auto-estima.

Quando alcançar uma semana assim, sinta-se maravilhosa com o que conseguiu. Depois, imediatamente, ainda afastada do item que baniu da semana anterior, comece a semana dois livrando-se de outra coisa em sua alimentação. Vá eliminando um item por semana, até tirar completamente os venenos e as toxinas da sua vida. Utilize a mesma mentalidade, dedicação, técnica e animação que usou na primeira semana. Dedique-se a purificar seus pensamentos, seu organismo e sua cozinha dessa porcaria viciante; perceba que acabou de tornar sua vida melhor ao não permitir que esse item volte a contaminá-la; fique mais leve refletindo sobre o que é exatamente o item eliminado e os efeitos que ele tem em seu organismo; pense como você se sente mal ao colocá-lo para dentro; finalmente, lembre-se de que se tiver *escolhido* comer/fumar/beber esse item, ele não a deixará feliz ou satisfeita.

Nunca se sinta "abrindo mão" de seus alimentos favoritos. Essas palavras têm uma conotação negativa, como se você estivesse sacrificando alguma coisa. Você não está *abrindo mão* de nada. Nesse momento, você simplesmente está preparada para fazer escolhas inteligentes e controladas sobre o que colocará ou não em seu corpo, seu templo. Fique agradecida por saber agora a verdade sobre os alimentos que usava para se envenenar. Permita que todos os seus pensamentos e palavras relativos a essa mudança de vida sejam positivos. Pessoas com atitudes positivas são muito mais bem-sucedidas que as pessoas negativas. Anime-se por se sentir limpa, pura, saudável, energizada, feliz e magra. Aproveite cada segundo desta metamorfose, sabendo que a jornada é tão importante quanto o resultado final.

Confúcio nunca disse: "Uma mulher faminta é como um tornado de formigas vermelhas e animais selvagens", mas deveria ter dito. Porque é verdade. Uma mulher faminta é uma mulher louca, que destruirá tudo que estiver em seu caminho para se livrar da fome. Assim, você deve estar sempre preparada, tendo alimentos saudáveis sempre por perto. Caso contrário, é sério, você cairá do barco quase imediatamente. Sua cozinha deve estar repleta, em todos os momentos, com os alimentos apropriados. Leve de casa seu almoço e um lanche para o trabalho ou para a escola. Tenha um estoque de emergência no carro, na mesa e na bolsa. Nunca, de maneira alguma, se deixe pegar de calças curtas. Infelizmente, dependendo de onde você mora, os restaurantes podem não ser um lugar seguro para o primeiro mês. O cardápio pode não conter opções vegan ou mesmo vegetarianas, e é fácil ficar hipnotizada pelos odores sedutores da culinária. Isto não significa que você nunca mais possa comer fora. Apenas por trinta dias. (A não ser que existam bons restaurantes vegetarianos por perto.) Você não pode achar que vai mudar de vida sem alguns pequenos ajustes. Sua maior prioridade nos trinta dias iniciais é aderir ao regime que está criando, sem deslizes. Depois que completar trinta dias de alimentação pura, terá confiança de que tem o que precisa para conseguir. "Acabei de sobreviver aos primeiros trinta dias. Estou tão orgulhosa de mim mesma! Essa é a fase mais saudável de toda a minha vida. Se eu *quiser*, poderei comer uma daquelas porcarias na qual era viciada antes. Mas por que faria isso? Acabei de chegar ao trigésimo dia consecutivo. Vou continuar." Se você se testar antes de trinta dias, estará armando uma armadilha para si mesma. Seja paciente e forte.

Quando alcançar o marco do trigésimo dia, não saia correndo para se empanturrar. Não, continue fazendo o que estava fazendo. Veja e sinta todas as mudanças positivas em seu organismo, nível de energia e auto-estima. Álcool, cigarro, café e alimentos, todos esses itens podem causar dependência física e psicológica. Pode acontecer que você escorregue se não resistir a um deles, mesmo depois dos trinta dias. No Alcoólicos Anônimos todo mundo sabe que você está somente a "um drinque de distância do próximo porre". Isso significa que nos sentimos capazes de controlar nossos vícios. "Vou tomar só uma dose. Vou comer *pizza* só desta vez. Só vou comer metade de uma fatia de bolo." A verdade é que não temos força contra nossos vícios. Não queremos que você se sinta como se nunca mais fosse voltar a comer seus alimentos favoritos. Só queremos convencê-la de que é muito fácil destruir todo seu progresso com um pedaço, gole ou baforada.

De qualquer maneira, depois de um mês de viver com alimentos puros, se você comer os alimentos com que vem sonhando, provavelmente nem gostará tanto assim. Sério. Verá que seu cérebro a tem enganado, assim como a suas papilas gustativas. Agora que suas papilas gustativas estão curadas e ficaram mais sensibilizadas, seu cérebro conhece a verdade e aqueles alimentos químicos, açucarados, artificiais, mortais, podres não serão tão bons; alguns parecerão até intragáveis.

Se você resolver recorrer a um item viciante após trinta dias, não pode ser por fraqueza ou despreparo. Nunca decida mandar jogar tudo para o alto impulsivamente. Essa deve ser uma escolha calculada, programada e premeditada. O tamanho da porção que colocará no seu prato deve ser decidida de antemão, menor do que o que estava acostumada, e servida em um prato. (Coloque a embalagem longe de você antes de começar a comer.) Sente-se à mesa. Coma bem devagar. Tente não comer tudo. Não repita. Anote como você se sente enquanto come, logo depois, uma hora depois, ao dormir e no dia seguinte. Como seu organismo agora está purificado, pode acontecer do item deixá-la um pouco enjoada ou com dor de cabeça, na melhor das hipóteses. E certamente não terá o sabor esperado. Não menospreze esses sentimentos negativos. Esses são seus órgãos novos, saudáveis, limpos e puros falando com você.

Chega desse melodrama. Você não vai ficar faminta e mal-humorada por toda a eternidade. Sabemos que as pessoas que fazem dieta sempre "escorregam" quando seus alimentos favoritos são proibidos. Então delineamos o nosso plano de modo a permitir biscoitos, bolos, chocolate, hambúrguer, sorvete etc. Mas não são iguais aos que você estava acostumada a comer.

Você não está abrindo mão de nada; está só trocando os alimentos antigos e grosseiros por outros. Grande coisa. Os alimentos novos são tão bons quanto. Por isso, não se engane com a velha desculpa "Me deu uma vontade...". Ninguém vai engolir essa.

A coisa mais chata do que a pergunta "De onde você tira as proteínas?" é o comentário "Meu corpo pede carne, acho que estou com carência de ferro". Em geral, esse desejo de comer alguma coisa não é um indicador confiável do que seu corpo precisa. Os fumantes sentem vontade de fumar, os alcoólatras querem álcool, os drogados querem drogas e as pessoas viciadas em *junk food* querem comer o que é ruim. Se você comer porcaria por alguns dias e começar a sentir vontade de comer salada ou fruta, essa vontade é confiável. Caso contrário, é apenas o vício falando. Contenha-se e recomponha-se. Mas fique à vontade para experimentar e entender o seu vício primeiro.

Para garantir a nossa sobrevivência, nossos cérebros dispõem de dopamina, uma substância química que gera prazer. A dopamina é liberada durante o sexo (ou até mesmo durante o flerte), para que possamos procriar e a raça humana não seja extinta. E os alimentos estimulam a liberação de dopamina para que possamos nos lembrar de comer e alimentar nossos corpos. Basicamente, qualquer coisa que o cérebro interprete como agradável pode fazer com que a dopamina se prenda às células cerebrais e construa um rastro permanente na memória da origem desse prazer. Embora isso tenha se desenvolvido da nossa necessidade de sobrevivência, às vezes também pode ser prejudicial. Heroína, cocaína, álcool e nicotina acionam o circuito de prazer do cérebro. E não é de surpreender que chocolate, açúcar e queijo também afetem essa mesma parte do cérebro. Está vendo? Podemos ficar *psicologicamente* viciados em alimentos. Qualquer alimento pode acionar o centro de prazer do cérebro. Alguns têm a sorte de experimentar o êxtase da dopamina quando comem brócolis, e podemos realmente ter vontade de comer esse alimento saudável. Mas os tipos de alimentos e o grau de prazer que proporcionam diferem de uma pessoa para outra. O segredo é redefinir os rastros de nossa memória de modo a ter prazer com alimentos saudáveis, e nenhum prazer com porcaria.[203]

Falar é fácil, quero ver fazer. Sobretudo no caso das pessoas dependentes de cigarro, álcool, drogas ou que estão acima do peso. Estudos mostraram que essas pessoas têm menos receptores para a dopamina em comparação com as outras pessoas. Para elas, as substâncias químicas que proporcionam prazer têm menos lugares para se prender nas células cerebrais, dificultando a experiência do prazer. Assim, como elas não conseguem sentir aquela "onda de prazer", costumam fumar, beber, usar drogas, jogar ou comer demais. Agora, não vá sair por aí se diagnosticando automaticamente como uma dessas pessoas e partir do pressuposto de que nunca ficará saudável. Não estamos à mercê de nosso corpo. Somos, sim, os comandantes de nosso corpo.[204]

A não ser que tenhamos uma queda por queijo. O queijo governará nossas vidas e engordará seu bumbum se você não se livrar desse vício. O leite da vaca na verdade contém traços de morfina! E, pelo menos dessa vez, não podemos culpar as fazendas-fábricas. A morfina, bem como a codeína e outros opiatos, são produzidos naturalmente no fígado da vaca e levados para o leite que você bebe. E isso não é tudo. Todo leite, seja de vaca ou humano, contém *caseína*, uma proteína que sofre quebra durante a digestão e libera uma grande quantidade de opiatos. Todas essas substâncias químicas que nos fazem "sentir bem" existem para que os recém-nascidos mamem e cresçam, e para assegurar o vínculo entre a mãe e o bebê.[205]

Está começando a entender? Quando uma mulher amamenta, seu leite tem quase o mesmo efeito de uma droga no bebê. O bebê fica totalmente fisgado. Ele vai chorar não porque está com fome, mas porque precisa daquele sentimento de prazer produzido pelos opiatos. A natureza garantiu que nossos bebês sejam alimentados e cresçam. E, quando alcançam uma idade determinada, são desmamados e paramos de lhes dar essas "drogas". E eles ficam bem. Mas aí começam a tomar leite de vaca e nasce outro vício.

Todos os laticínios contêm caseína, mas o queijo é o que tem a maior concentração da substância. Na verdade, o queijo contém muito mais caseína do que a quantidade naturalmente encontrada no leite de vaca. Tem também feniletilamina, uma substância química semelhante à anfetamina. Assim, quando dizemos brincando "Sou viciada em queijo", isso não é uma piada, é verdade. Somos quimicamente viciados em queijo.[206]

A caseína também pode ser encontrada no queijo de soja. Independentemente de os fabricantes a utilizarem para elevar o conteúdo de proteína, ajudar o queijo a derreter ou porque sabem de sua qualidade viciante, a caseína continua tendo o mesmo efeito. Assim, se você vir a caseína na lista de ingredientes, fuja correndo! (Os queijos Vegan Gourmet da Follow Your Heart são livres de caseína e totalmente vegetarianos*, por isso aproveite.)

Os seguintes hormônios e substâncias químicas naturais foram identificados no leite de vaca: prolactina, somatostatina, melatonina, oxitocina, hormônio do crescimento, hormônio liberador do hormônio luteinizante, hormônio liberador de tirotropina, hormônio estimulante da tireóide, peptídeo intestinal vasoativo, calcitonina, hormônio da paratireóide, corticosteróides, estrogênios, progesterona, insulina, fator de crescimento epidérmico, fator de crescimento semelhante à insulina, eritropoetina, bombesina, neurotensina, motilina e colecistocinina.[207] Se você acha que é forte o suficiente para derrotar todos esses filhos-da-mãe, já está viciado! Os laticínios engordam[208] e, se você comê-los, nunca vai ser magra. Você não pode controlar seu vício. Não consegue comer "só uma fatia de *pizza*" ou "queijo apenas em ocasiões sociais". Você está a apenas um pedaço de queijo de distância de uma recaída total. Coma os substitutos; eles serão suficientes.

Felizmente nosso organismo produz algumas substâncias químicas diferentes que ajudam a controlar o apetite. Um desses hormônios, a leptina, é produzido em nossas células de gordura. Quando as células de gordura em nosso organismo recebem a

* Assim como os queijos Vegan de tofu da Ecobras. (*N. da R.T.*)

nutrição adequada, liberam leptina no sangue com dois objetivos. A primeira tarefa é alertar o cérebro a diminuir o apetite. Depois, o metabolismo aumenta, encorajando as células do organismo a queimar calorias mais rapidamente. Legal, não? Até iniciarmos uma "dieta". As dietas comuns, com poucas calorias, confundem o organismo, que acredita estar passando fome. Assim, as células de gordura diminuem a produção de leptina para ajudar a *aumentar* o apetite. Pronto! Agora, estamos morrendo de fome! Por isso arrasamos nossa dieta e comemos feito um leão. As dietas com alto teor de gordura, porém, não são melhores. As dietas com alto teor de gordura (pense em produtos animais) também diminuem os níveis de leptina. Você sabe aonde isso vai levar: as dietas com baixo teor de gordura baseadas em hortaliças estimulam os níveis de leptina, ajudando cada molécula de leptina a funcionar melhor. Assim, coopere com seu sucesso. Comer alimentos saudáveis como frutas, hortaliças, grãos integrais e feijões ajuda a segurar o apetite e estimular o metabolismo.[209]

Quando estamos na TPM, porém, tudo vai por água abaixo. Não há como prever quando vamos chorar, quem vamos matar ou o que vamos comer. Um dos culpados pelas mudanças de humor e vontade de comer é o estrogênio. A cada mês, nosso organismo produz estrogênio extra para o caso de ocorrência de gravidez. Quando não engravidamos, os níveis de estrogênio declinam, desencadeando o inchaço, a irritabilidade e a vontade de comer. O segredo para evitar esses sentimentos horríveis é manter níveis equilibrados de estrogênio por todo o mês. Assim como qualquer outra coisa, isso pode ser conseguido por meio da alimentação. Os alimentos gordurosos elevam os níveis de estrogênio, e os alimentos fibrosos diminuem a produção de estrogênio. O *Journal of Obstetrics and Gynecology* conduziu um estudo que explorou os efeitos da alimentação nos sintomas da menstruação. As mulheres que eliminaram gordura animal de suas dietas sentiram uma diminuição radical no inchaço e na vontade de comer. Em geral, a duração das cólicas menstruais foi reduzida de quatro dias para aproximadamente dois dias e meio.[210] Menos cólicas, menos vontade de comer e menos inchaço! Só isso já deveria ser o bastante para eliminarmos os produtos de origem animal.

Mesmo que você não tenha uma vontade enorme de comer na TPM, um ponto positivo da nossa dieta é que existem muitos alimentos deliciosos com os quais não precisa se preocupar. Assim, coma o dia inteiro. Desde que tudo o que colocar na boca seja aprovado pela dieta da magra e poderosa, tudo bem. É só se lembrar de *parar de comer* quando se sentir satisfeita. Sabemos que esse é um conceito estranho, mas esperamos que ele pegue. Imagine o tamanho real de seu estômago (um recipiente de aproximadamente um litro) ou imagine o tamanho que você quer que ele tenha. Não há necessidade de estufá-lo e aumentar seu tamanho três vezes ao dia, todos os dias, durante toda a sua vida. Observe a porção que coloca no prato. Você acha que ela se encaixará adequadamente em seu estômago ou será que você precisa forçar a sua entrada? Está na hora de fazer um ajuste.

Só porque você está "morrendo de fome" não precisa comer mais rápido. Quando terminar de comer, se tiver soluço, indigestão, dor de estômago ou se arrotar e soltar um pum, isto significa que você está comendo muito rápido e engolindo ar. Calma. Respire lentamente. Verifique também se não está segurando o fôlego ao comer rápido demais. O cérebro leva um tempo para receber a mensagem de que seu estômago está cheio. Quanto mais devagar você comer, menor a probabilidade de comer demais. Além disso, não se esqueça de mastigar bem, e lentamente, os alimentos. Descanse entre uma garfada e a outra. Não assista televisão, leia, fale ao telefone ou *faça qualquer outra coisa* enquanto come. A meta é saber quando você estará satisfeita (sem ter se *empanturrado*) e deixar o garfo de lado. Você não tem mais seis anos de idade. Não precisa que os mais velhos implorem para limpar o prato. Não tem problema deixar comida no prato.

Mas se você ainda tiver uma recaída e comer aquele *brownie*, pode ganhar crédito extra jejuando. Sim, jejuar – abster-se intencionalmente dos alimentos. Durante mais de 5 mil anos, o jejum foi usado como um método saudável de emagrecimento. Também é um meio poderoso de limpeza, eliminação, desintoxicação e manutenção do organismo, além de uma forma de curar doenças, das menores às mais graves.[211] Quando comemos, toda a energia do organismo é direcionada para a digestão, usando e armazenando alimentos e eliminando os resíduos. Quando não comemos, toda a energia do organismo é usada para limpá-lo. E, com todos os anos de abuso, nosso organismo certamente se beneficiaria com uma limpeza. Absorvemos substâncias químicas dos alimentos, das bebidas e do ambiente. Nosso organismo elimina alguns desses elementos pelas fezes, mas o restante permanece como subprodutos químicos e libera radicais livres (substâncias químicas reativas que danificam as células e que contribuem com o envelhecimento precoce, doenças cardíacas e câncer). O jejum elimina todas essas toxinas. Além disso, aumenta a contagem de células brancas do sangue, o que aumenta a imunidade e nos protege de doenças. E, como o jejum é benéfico para o sistema circulatório, pele, cabelo e unhas melhoram.[212]

Os jejuns podem durar de 24 horas a dez dias ou mais. Você é quem decide o nível de leveza, limpeza e saúde que deseja conquistar. Quanto mais, melhor, mas até mesmo apenas um dia representa benefícios para um mês inteiro. Existem muitos tipos de jejuns, por isso falaremos apenas de alguns. Porém, é imperativo obter informações sobre o jejum antes de iniciá-lo.

Um de nossos jejuns favoritos é o jejum de alimentos crus ou "vivos". Nele, obviamente, você come somente alimentos crus por quantos dias quiser. Trata-se de um ótimo jejum para iniciantes, porque adquirem os benefícios do jejum e, ao mesmo tempo, podem realmente comer. Também é um bom jejum para quem deseja optar por um jejum mais severo, como um jejum à base de sucos, onde a única coisa que entra em seu organismo são sucos frescos (não pasteurizados ou industrializados). Seja suco de frutas, seja de hortaliças, ou ambos, as enzimas auxiliam maravilhosamente no processo de limpeza. O jejum à base de líquidos é semelhante ao jejum à base de sucos, mas também inclui sopas (sem feijão, arroz ou nacos de legumes – apenas líquidos). As propriedades alcalinizantes dos sucos e sopas ajudam a neutralizar as toxinas liberadas no organismo.[213] Por este e outros motivos, o jejum mais difícil é o jejum à base de água, onde você não bebe nem come nada mais além de água. Não queira dar uma de idiota e se lançar nesse jejum a partir da dieta que segue agora. Você precisa aprender a engatinhar antes de andar.

A maioria das pessoas prefere começar o jejum aos poucos. Podem comer porções menores na semana anterior. Ou, se normalmente comem *junk food* vegan, podem se abster durante o preparo. Recomendamos comer da maneira mais pura possível ao iniciar um jejum. (Os carnívoros devem virar vegetarianos e depois naturalistas antes de jejuar.) Isso torna a transição mais gradual e menos chocante. Independentemente do jejum escolhido, não se esqueça de beber muita água. O seu corpo estará se desintoxicando como louco, e a última coisa que você deseja é ficar desidratada.

Todo jejum é desafiador, tanto física quanto mentalmente. Não espere que isso seja fácil, especialmente no início, quando estará babando por alimentos que normalmente não teria o menor interesse em comer. No final, você chega a um ponto em que não está realmente com fome, sente-se leve, limpa, pura e divina. Quando reintroduzir os alimentos à dieta, o que deve ser feito lentamente e com muito cuidado, você quase sentirá repulsa pelas coisas que comia anteriormente. É até bonito ter uma perspectiva nova. É como receber um presente, enxergar verdades que antes estavam ocultas. Jejuns periódicos repetidos são especialmente úteis por esse motivo. Eles ajudam o organismo e a mente a restabelecer um novo relacionamento com os alimentos. Na verdade, por causa disso, o jejum pode até ser usado para superar vícios. Quando eliminamos as toxinas que causam "vontade de comer gravadas nas células da memória", podemos eliminar a necessidade de alimentos ou drogas que forneciam essas toxinas.[214]

Não é surpresa que algumas pessoas sintam dor de cabeça, fraqueza, náusea, cãibras, dor de estômago, suores, sensação de língua inchada, mau hálito, dores em geral, aumento de temperatura ou depressão durante o jejum.[215] A abstenção dos alimentos não *causa* esses sintomas. Eles simplesmente são efeitos colaterais normais do jejum. Após dois ou três dias de jejum, o organismo entra em um estado de autólise e começa a digerir suas próprias células. Com sua sabedoria, o organismo decompõe seletivamente os tecidos e células que estão doentes, danificados, velhos, mortos ou em excesso (gordura).[216] O organismo está literalmente digerindo e expelindo venenos, toxinas e células ruins que já estavam lá – e se sente um lixo. Mas isso, na verdade, é uma coisa boa, pois assim o corpo finalmente pode eliminar alguns problemas que estavam ocultos.

Durante um jejum, as enzimas digestivas são aliviadas de sua função normal e começam a limpar e rejuvenescer o organismo. Esse processo de rejuvenescimento inclui a produção de novas células. E quando existem mais células sendo produzidas do que morrendo, o processo de envelhecimento na verdade se inverte. Esse fenômeno ocorre durante os jejuns à base de suco e de água. No final, você vai reparar que sentidos como odor, visão, audição e paladar estarão mais aguçados. Você se sentirá mais leve física, mental e emocionalmente.[217]

Porém, o jejum *não* deve ser praticado por grávidas, lactantes, pessoas que estão abaixo do peso ou sofrem de doenças graves e determinados tipos de câncer. Os diabéticos e pessoas que sofrem de hipoglicemia podem jejuar, mas somente sob supervisão médica.[218] Por isso, qualquer pessoa que apresente um problema de saúde deve consultar um médico antes de jejuar.

Vitaminas

As vitaminas constituem uma parte essencial de um estilo de vida saudável. Aqui estão algumas vitaminas e minerais importantes, uma descrição dos motivos de sua importância e os alimentos nos quais podem ser encontrados:

Cálcio fortalece os ossos, produz dentes saudáveis, reduz o risco de câncer de cólon, diminui a probabilidade de perda óssea, ajuda o sistema nervoso e alivia a insônia. Coma amêndoas, castanha-do-pará, sementes, nozes, soja, couve, brócolis, alga *kelp* e melado para obter cálcio.

Ácido fólico promove a saúde da pele, confere proteção contra parasitas e intoxicação alimentar, ajuda a evitar a anemia e combate defeitos congênitos. Para obter o ácido fólico, coma hortaliças de folhas verdes, cenoura, alcachofra, frutas, melão cantalupo, abacate, damasco, feijão, lentilha, soja, grão-de-bico, cevada e trigo integral.

Ferro auxilia o crescimento, promove a resistência a doenças, evita o cansaço e a anemia, melhora a aparência da pele. Pode ser encontrado em nozes, sementes de abóbora, feijão, lentilha, grãos integrais, aveia, aspargos, melado, brócolis, espinafre, ervilha, acelga, vagem e algas.

Magnésio (conhecido como o mineral antiestresse) combate a depressão, aumenta os níveis de energia, ajuda a queimar gordura, evita ataques cardíacos, mantém os níveis do colesterol bom, ajuda a combater a indigestão, combate os sintomas da TPM, ajuda a evitar parto prematuro e mantém os dentes fortes e saudáveis. Quando combinado com cálcio, atua como tranqüilizante natural. Coma nozes, sementes de girassol, hortaliças verdes, soja, alga *kelp* e melado para obter uma boa dose do mineral, especialmente se você toma anticoncepcional.

Ácido graxo ômega-3 combate doenças cardíacas, diminui os níveis de colesterol ruim, diminui a probabilidade de coágulos sangüíneos, reduz o risco de câncer de mama, ajuda a combater a artrite reumatóide e mantém pele, cabelo e unhas saudáveis. Semente de linhaça, nozes, semente de abóbora, óleo de semente de cânhamo e outras sementes e seus óleos não refinados são fontes de ácidos graxos.

Ácido graxo ômega-6 combate a TPM, evita acne, eczema e sarna, e auxilia no tratamento da endometriose e da artrite reumatóide. Óleo de semente de linhaça, óleo de prímula, óleo de borragem e óleo de semente de cassis são todos boas fontes.

Potássio ajuda na redução da hipertensão arterial, aumenta a clareza de pensamento, ajudando a levar oxigênio para o cérebro, e auxilia o corpo a eliminar resíduos. Pode ser encontrado em banana, frutas cítricas, tomate, agrião, hortaliças de folhas verdes, sementes de girassol, abacate, lentilha, batata e grãos integrais.

Vitaminas B melhoram a atitude mental, auxiliam a digestão, ajudam a combater enxaquecas, contribuem com a saúde da pele, agem como diuréticos naturais, fortalecem a imunidade, aumentam os níveis de energia, melhoram a concentração e a memória e são boas para o sistema nervoso. Coma grãos integrais, gérmen de trigo, farelo, farinha de aveia, arroz integral, feijão, nozes, sementes, soja, lentilha, tâmaras, figos, banana e hortaliças.

Vitamina C acelera o processo de cicatrização, diminui a hipertensão arterial, evita resfriados, protege contra o câncer e ajuda a diminuir o colesterol no sangue. Também forma o colágeno, importante para o crescimento e a recuperação das células dos tecidos, vasos sangüíneos, gengivas, ossos e dentes. A vitamina C é especialmente importante para as mulheres que fumam e tomam anticoncepcionais. É fácil obter vitamina C comendo brócolis, couve-de-bruxelas, repolho, couve, pimentão verde, espinafre, agrião, batata, *grapefruit*, laranja e mamão papaia.

Vitamina D, junto com o cálcio e o fósforo, ajuda a desenvolver ossos e dentes fortes. Além de auxiliar o organismo a assimilar a vitamina A, a vitamina D também evita resfriados, quando ingerida junto com as vitaminas A e C. Tudo o que você precisa para obter vitamina D é expor a sua pele à luz do sol.

Vitamina E confere uma aparência mais jovial, inibe o crescimento de células cancerígenas, combate o cansaço, evita coágulos sangüíneos, diminui a hipertensão arterial, reduz o risco de desenvolver a doença de Alzheimer e acelera a cicatrização de queimaduras. Pode ser encontrada no gérmen de trigo, cereais de grãos integrais, trigo integral, nozes, sementes de girassol, hortaliças de folhas verdes e óleos vegetais.

Zinco ajuda a combater problemas de infertilidade, é importante para o funcionamento cerebral, mantém o equilíbrio ácido/alcalino do organismo, auxilia na formação do colágeno e ajuda a formar insulina (necessária para várias enzimas vitais). Entre os alimentos com alta concentração de zinco estão gérmen de trigo, grãos integrais, sementes de abóbora, sementes de gergelim e soja.[219]

Quando nos alimentamos corretamente, podemos conseguir quase todos os nutrientes que precisamos de fontes alimentares. Porém, a vitamina B12 é encontrada somente em produtos animais; assim a maioria dos naturalistas e vegetarianos toma suplementos desta vitamina. Vitaminas B em forma sublingual líquida com ácido fólico são absorvidas mais fácil e rapidamente do que em forma de comprimidos. Se você acha que não está obtendo uma dose suficiente de vitaminas em sua dieta e deseja tomar suplementos, consulte um médico holístico.

11
Vamos comer

Algumas razões nos motivaram a escrever este livro:

- Não tolerávamos a crueldade associada à alimentação baseada na carne e queríamos ajudar a colocar um ponto final no sofrimento dos animais.
- Não agüentávamos ter um emprego "convencional".
- Queríamos mudar a vida das pessoas.

Queremos realmente ajudar você a ter êxito nesse novo estilo de vida e tornar tudo isso o mais fácil possível.

Compilamos neste capítulo algumas listas de alimentos, para não haver confusão quanto ao que você deve ou não deve comer. Depois de ler o livro inteiro, se ainda estiver meio confusa, sem saber o que comprar e o que pedir nos restaurantes, é fácil: tire o livro do bolso e consulte este capítulo. Sem dúvida, você estará fazendo as melhores escolhas alimentares.

O café-da-manhã é a refeição mais importante do dia. Mas não como você o imagina. As indústrias de cereais para o café-da-manhã e de laticínios nos levaram a acreditar que, sem um café-da-manhã reforçado, não teríamos energia para o resto do dia. Mas uma vasilha funda de cereal açucarado com leite de vaca certamente não constitui uma fonte de energia viável e saudável. O *verdadeiro* motivo da importância do café-da-manhã é o fato de ser a refeição que define o tom para o resto do dia, do ponto de vista alimentar.

Se comer muita porcaria no café-da-manhã, você provavelmente vai ter vontade de comer porcaria no resto do dia (e o fará). E, se comer muito cedo pela manhã, interromperá a sessão de limpeza do seu organismo. Lembre-se, quando o corpo não utiliza comida como combustível, utiliza você! Quando a sua "equipe de limpeza" está no meio do trabalho e você começa a mandar comida para dentro, ocorre uma sobrecarga. A equipe pára o que estava fazendo, coça a cabeça e, finalmente, conclui que não tem condições de lidar com essa bagunça que você está fazendo. Assim, opta por armazenar as calorias sob a forma de gordura e fingir que vai cuidar dela mais tarde.[220] Deste modo, ao acordar, espere para tomar café só quando estiver com muita fome. Não coma assim que levantar só porque está acostumada. Depois de alguns dias, você vai começar a adorar a sensação de estômago vazio e saberá que as dores de cabeça, a náusea e a fome iniciais eram apenas ação da equipe de limpeza do seu organismo. Sinta-se à vontade para tomar uma xícara de chá de ervas orgânico, descafeinado, assim que acordar. Fora isso, a melhor coisa que você tem a fazer é esperar a fome apertar de verdade.

Quando for tomar seu café-da-manhã, lembre-se de que as magras e poderosas comem frutas orgânicas. Pode parecer pouco, quando comparado com os pães, ovos e cereais que você comia antes. Novamente, assim que você se adaptar, vai se sentir totalmente satisfeita com a fruta. Coma sua porção (ou a fruta inteira) lentamente. Depois de um tempo – uns dez minutos, talvez – coma mais um pouco, lentamente. Se voltar a sentir fome, coma mais fruta. E acabou o café-da-manhã.

Lista de alimentos para o café-da-manhã*

Esperamos que você pelo menos tente comer apenas frutas no café-da-manhã antes de desistir. Mas, se depois de passadas algumas semanas, você não conseguir, consulte nossa lista de alimentos aceitáveis para o café-da-manhã.

Panqueca feita em casa com fubá orgânico
Waffle ou panqueca feitos com farinha de trigo integral
Cereais matinais orgânicos, granola [marcas nacionais como Jasmine, Arma Zen (convencional) ou Sítio do Moinho (orgânica)]; cereais da Nature's Path ou *müsli*
Aveia em flocos e passas orgânicas para uma mistura caseira
Mingau de aveia
Mingau caseiro feito com castanhas-do-pará ou castanha-de-caju orgânico
Quinoa orgânica
Leite de arroz original [Universo Orgânico]
Leite de soja orgânico [Ecobras]
Tofu orgânico [Ecobras]
Pasta ou patê de tofu
Iogurte de soja [Ecobras]

* As listas de alimentos a seguir foram adaptadas por uma nutricionista de orientação vegan, de acordo com os padrões divulgados nesta obra pelas autoras, com indicações de produtos orgânicos e sugestões de itens de alimentação veganista disponíveis no Brasil. (*N. da Editora*)

Pão integral [Pão do Bento, integral]
Pão orgânico [Molino d'Oro, orgânico]
Pão de arroz integral [Toque Natural, vegan]
Pão de passa com canela [Molino d'Oro]
Pão dos essênios [Universo Orgânico]
Muffins de banana e passas [Molino d'Oro]
Muffins integrais [Molino d'Oro]
Frutas orgânicas: (Mencionamos antes os benefícios de ingerir apenas frutas no café-da-manhã. Aqui, porém, decidimos incluir outros alimentos no café-da-manhã. Cabe a você decidir o grau de rigidez da sua dieta. Queríamos apenas oferecer opções para o café-da-manhã, caso você não se desse bem com a teoria de comer apenas fruta pela manhã. A escolha é sua. Você pode também comer uma fruta antes do *muffin*, panqueca ou *waffle*. Você escolhe.)

Lista de alimentos para o almoço

Só almoce quando estiver realmente esfomeada. Isso permitirá que o café-da-manhã seja adequadamente digerido. Em um mundo perfeito, o almoço consiste em uma salada orgânica feita na hora com grande quantidade e variedade de hortaliças. Mas se isso for impossível para você, fique à vontade para escolher alguma outra coisa da lista de iguarias apresentada a seguir:

Pão integral [Pão do Bento, integral], pão orgânico [Molino d'Oro, orgânico], pão dos essênios [Universo Orgânico], pão de arroz integral [Toque Natural, vegan] com creme de castanha-do-pará ou geléias de frutas orgânicas [Fruto da terra, Aécia, Agreco]
Tofubúrguer [sabores: legumes & cereais, quinoa & manga ou tomate & milho da Samurai Tofu]

Sojabúrguer [alho e ervas, da Samurai Tofu]
Tofu [Ecobras]
Folhas orgânicas [Sítio do Moinho]
Tabule de trigo orgânico [trigo integral orgânico da Arma Zen]
Cuscuz de trigo integral
Canja de frango orgânico
Sopa de shitake orgânico
Sopa de legumes orgânicos
Sopa de ervilhas orgânicas
Sopa de feijão preto orgânico
Caldo de vegetais orgânicos
Caldo de hortaliças orgânicas
Hortaliças orgânicas

Lista de alimentos para o jantar

Quando estiver com muita fome mesmo, está na hora de jantar. O jantar é fácil e divertido. Basta escolher da lista ou criar seu próprio banquete vegan saudável:

Lentilha orgânica
Lentilha verde
Cevada
Ervilha partida
Amaranto
Painço integral orgânico
Arroz integral orgânico, de grãos curtos
Massa de trigo integral orgânico [Del Verde]
Massa de quinoa orgânica [Quinua Real]
Massa de hortaliças orgânicas [Bioitalia]
Congelados vegan [Toque Natural]

Entradas caseiras de hortaliças variadas
Tempeh orgânico
Falsa "carne moída" feita com soja orgânica ou *seitan*
Tofu orgânico [Ecobras]
Seitan [Ecobras]
Cachorro-quente vegetariano [Ecobras]

Obviamente, os alimentos nas listas do almoço e do jantar são intercambiáveis. Aqui vai uma dica: Prepare uma quantidade maior dos alimentos mais básicos no domingo à noite para não ficar muito presa à cozinha durante a semana. Arroz integral, lentilha, *homus tahine*, sopas e massas são alguns exemplos. Só não tente fazer isso com as hortaliças, pois elas perderão grande parte de suas enzimas.

Junk Food, lanches e sobremesas aceitáveis

Às vezes, os lanches nos fazem voltar a ser crianças. E isso é ótimo. Se você estiver com fome, mas ainda não estiver pronta para jantar, faça um lanche. Desde que seja saudável, não vai estragar seu jantar e, se você comer apenas uma porção pequena, não tem motivo para se sentir culpada por satisfazer esse desejo. Só não coma apenas por comer. Coma apenas se quiser. Caso contrário, espere até a hora do jantar.

A sobremesa é um dos muitos presentes de Deus aos homens. Como acontece com os lanches, se as sobremesas forem saudáveis e ingeridas em porções controladas, vá em frente, sem culpa!

Leite de soja orgânico sabor chocolate
Doce orgânico de figo, de goiaba, de banana [Sítio Quaresma]
Biscoito *cream-cracker* orgânico [Terra Azul]

Biscoitos de arroz com gergelim [Cultivar]
Biscoitos vegan
Figada orgânica [Sítio Quaresma]
Biscoito sabor baunilha [Native]
Chocolate amargo belga [Restaurante Eça]
Chocolate meio amargo e chocolate meio amargo com flocos de arroz [Carob House]
Chips vegetarianos [Universo Orgânico]
Chips de batata-doce condimentada [Universo Orgânico]
Crackers de linhaça [Terra Azul]
Pão [Molino d'Oro]
Sobremesas congeladas sem derivados de leite [Ecobras]
Sorvete sem derivados de leite [Restaurante Vegan Vegan, Restaurante Vegetariano Social Clube, Universo Orgânico]

Condimentos & diversos

Não se preocupe com os detalhes. Pensamos em tudo.

Geléia natural [Engenho da Terra, Bioitalia, Agreco, Dalfour]
Vegenaise (substituto da maionese) [Ecobras]
Ketchup orgânico [Jatoba]
Óleo de gergelim [Vital Atman]
Azeite de oliva extra-virgem orgânico [Bioitalia, Borges]
Tahine cru orgânico
Açúcar orgânico [Native]
Açúcar mascavo orgânico [Native]
Estévia em pó
Alfarroba sem derivados de leite [Carob House]
Farinha de trigo orgânica [Sítio do Moinho, Ecobio]

Farinha de arroz integral orgânica [Sítio do Moinho, Volkmann]
Fubá amarelo orgânico [Via Pax]
Sementes de linhaça orgânicas [Sítio do Moinho]

Ao elaborar os cardápios do seu dia-a-dia com base nas listas de alimentos apresentadas, use a cabeça. Crie um cardápio balanceado para o dia que não seja repetitivo. Por exemplo, não coma panqueca no café-da-manhã, sanduíche no almoço e hambúrguer de soja no jantar. Se fizer isso, vai comer pão o dia todo, mas não frutas nem hortaliças. Buh. Use a cabeça. Tente pensar em termos de frutas, hortaliças, grãos integrais, soja e leguminosas, montando cardápios equilibrados.

Se precisar de mais orientação, delicie-se com os cardápios para um mês inteiro que apresentamos a seguir:

Semana um

Segunda-feira
Café-da-manhã: Manga, banana, kiwi e iogurte de soja.
Almoço: Salada de espinafre com cenoura ralada, amêndoas picadas, cebola roxa, alho fresco, tofu em cubinhos e óleo de gergelim.
Jantar: Massa com abobrinha, tomate, alho, salsa fresca, pinhão e azeite de oliva.

Terça-feira
Café-da-manhã: Suco de laranja feito na hora, *muffin* de grãos integrais com banana e morango.
Almoço: Tabule com tofu marinado, berinjela e pimentão vermelho.
Jantar: *Nachos* vegetarianos! *Chips* de milho com chili vegetariano, queijo de soja, guacamole, cebola e tomate.

Quarta-feira
Café-da-manhã: Suco de *grapefruit* feito na hora e mingau de aveia de lento cozimento com mirtilo*, morango e framboesa.
Almoço: Hambúrguer vegetariano no pão de hambúrguer integral com cebola roxa, alface, tomate, abacate e brotos de alfafa. Sirva com salada de batata vegan.
Jantar: Falso filé de frango feito com tofu, *seitan* ou soja, servido com arroz integral, lentilha e couve cozida no vapor.

Quinta-feira
Café-da-manhã: Suco de laranja feito na hora, *bagel* integral com pasta de tofu, tomates fatiados e cebola roxa.
Almoço: Sopa e salada.
Jantar: Fritada de hortaliças (cebola, pimentão, alho, cenoura, repolho chinês e cogumelo) servida com arroz integral e tofu.

Sexta-feira
Café-da-manhã: Granola com banana, pêssego e *blueberries* com iogurte de soja.
Almoço: *Club sandwich* com imitação de *bacon* feita com tofu defumado e falsas fatias de peru, abacate, alface, tomate, brotos e *vegenaise* (maionese vegetariana). Sirva com salada de três feijões.
Jantar: Peça comida no seu restaurante tailandês preferido: *Pad Thai vegan*, enfatizando que o prato não pode levar ovos, caldo de peixe ou de camarão.

Sábado
Café-da-manhã: Suco de laranja feito na hora, panquecas de milho com *blueberry*, acompanhadas de morangos frescos.

* Ou *blueberries*, disponíveis em embalagens congeladas no Universo Orgânico. (*N. da R.T.*)

Almoço: Salada com cenoura ralada, cuscuz e molho vinagrete cítrico. Sirva com sopa de lentilha.
Jantar: *Fajitas* vegetarianas com pimentão, cebola e cogumelos recheados, acompanhada de tirinhas de falso frango com Pico de Gallo (salsa mexicana picante de tomates).

Domingo
Café-da-manhã: Suco de laranja feito na hora, tofu com abobrinha, pimentão, cebola, alho, espinafre e couve servidos sobre torradas de pão integral.
Almoço: Salada de lentilha com pontas de aspargos e nozes em vinagrete de framboesa, servida com alcachofra inteira cozida no vapor e um molho de manteiga com limão.
Jantar: *Pizza* sem queijo ou *pizza* vegetariana, repleta de hortaliças!

Semana dois

Segunda-feira
Café-da-manhã: Vitamina de frutas feita com suco de laranja feito na hora e banana, abacaxi e coco.
Almoço: Salada de alface romana, milho, ervilha e cubos de tofu com molho caseiro.
Jantar: Noite italiana! Sua massa favorita com molho de tomate, imitação de almôndegas e pão integral.

Terça-feira
Café-da-manhã: Suco de laranja feito na hora com leite de soja ou de arroz servido com *blueberries*, banana fatiada e morango.
Almoço: Chili vegetariano com broa de milho!
Jantar: Purê de batata e hambúrguer de soja com couve e acelga refogadas.

Quarta-feira
Café-da-manhã: Suco de laranja feito na hora com *waffles*, morangos, bananas e pêssegos fatiados.
Almoço: Salada Caesar vegan com imitação de frango.
Jantar: Arroz integral e lentilhas com brócolis e repolho roxo cozidos no vapor.

Quinta-feira
Café-da-manhã: Um pedaço bem grande de melão cantalupo.
Almoço: Pão integral com pasta de tofu, alface e tomate e uma salada de cenoura ralada, repolho roxo, repolho verde, vinagre de arroz, óleo de gergelim e semente de gergelim.
Jantar: Bolo de falsa carne feita com soja servido com milho na espiga, ervilha e espinafre refogado em azeite e alho.

Sexta-feira
Café-da-manhã: Vitamina preparada com suco de maçã, pêssego, *blueberries*, framboesa e óleo de linhaça (ou uma colher de sopa de sementes de linhaça moídas).
Almoço: Comida japonesa: rolinhos de abacate, missô e salada.
Jantar: Hambúrguer vegetariano com cogumelos e cebola refogados, queijo de soja, alface e tomate e servido com batata "frita" feita no forno.

Sábado
Café-da-manhã: Suco de laranja feito na hora e rabanadas vegan com *blueberries*, morango e banana.
Almoço: Folhas variadas com palmito, tomate seco, tomatinho cereja, aspargo, manjericão, alho e pinhão com molho de azeite e vinagre.
Jantar: Cachorro-quente vegetariano com chili vegetariano e molho de soja, servido com salada de batata vegan.

Domingo
Café-da-manhã: Suco de laranja feito na hora com sanduíche de ovos falsos (use tofu firme fatiado e frito na frigideira) com *bacon* falso e queijo de soja em uma fatia de pão integral com sal, pimenta e *ketchup*.
Almoço: Sopa de ervilha partida e salada verde.
Jantar: *Penne* com abóbora e molho *pesto* (pinhão, manjericão, alho, azeite).

Semana três

Segunda-feira
Café-da-manhã: Suco de laranja feito na hora e mingau de aveia de lento cozimento com maçã, canela e noz-pecã.
Almoço: *Wrap* integral com berinjela e cogumelos portobello refogados, pimentão vermelho assado. Sirva com uma salada pequena.
Jantar: Fritada de hortaliças com pimentão verde, cenoura, abobrinha, tofu, repolho chinês, cebola e alho servida com arroz integral.

Terça-feira
Café-da-manhã: Uma fatia generosa de melão.
Almoço: Salada de folhas com cebola roxa, tomate cereja, feijão preto e milho, servida com batata-doce assada.
Jantar: Tofu ao molho Teriyaki com arroz integral e vagens cozidas no vapor.

Quarta-feira
Café-da-manhã: Suco de maçã feito na hora, pão integral com patê de tofu, geléia (orgânica e sem açúcar, é claro) e banana fatiada.

Almoço: Prato mediterrâneo com *homus*, berinjela, folhas de uva, *falafel*, pimentão, azeitona e tomate.
Jantar: *Burrito* vegetariano com feijão-fradinho, arroz integral, guacamole, queijo de soja, alface, tomate e molho salsa.

Quinta-feira
Café-da-manhã: Granola com banana, pêssego e *blueberries* com leite de soja ou de arroz.
Almoço: Hambúrguer de cogumelo portobello com rúcula e cebolas caramelizadas, servido com salada de tomate com abacate.
Jantar: Lasanha vegetariana com hortaliças de sua preferência, falsa carne moída, ricota de tofu (leve ao processador tofu firme, alho, sal, uma pequena quantidade de azeite de oliva e orégano; misture bem).

Sexta-feira
Café-da-manhã: Salada de fruta – mergulhe de cabeça!
Almoço: Falso atum (produzido com cenoura ralada, cebola picada, aipo fatiado e *vegenaise*) no pão integral servido com um punhado de *chips* de milho assados.
Jantar: Brócolis, cenoura, couve, repolho roxo, couve-flor e tofu cozidos no vapor com arroz integral, regados com óleo de gergelim e sal marinho.

Sábado
Café-da-manhã: *Wrap* com tofu, cebola e pimentão refogados, abacate e molho salsa em uma *tortilla* de milho.
Almoço: Salada de falso frango produzido com *seitan*, ervilha, repolho, cenoura, tangerina e castanha-de-caju.
Jantar: *Seitan* com alho-poró ao vapor, feijão branco e batata assada com alho.

Domingo
Café-da-manhã: Suco de laranja feito na hora e panquecas de maçã com canela, acompanhadas de framboesas e bananas.
Almoço: Falso *bacon*, alface, tomate e abacate no pão integral com sobras de batatas assadas do jantar do dia anterior.
Jantar: Espetinhos de hortaliças com pimentão verde, pimentão vermelho, cogumelo, tomate-cereja e hambúrguer de soja, acompanhados de milho em espiga.

Semana quatro

Segunda-feira
Café-da-manhã: Vitamina de frutas com pêssego, banana e morango com leite de soja ou de arroz.
Almoço: Salada do *chef* com folhas, cenoura, tomate, queijo vegan e frios falsos variados.
Jantar: Carne de soja com batata-doce assada, lentilha e couve no vapor.

Terça-feira
Café-da-manhã: Suco de laranja feito na hora e *waffles* com banana, morango e *blueberries*.
Almoço: Minestrone acompanhado de uma salada pequena.
Jantar: Cachorro-quente vegetariano com molho chili vegetariano, servido com couve.

Quarta-feira
Café-da-manhã: Suco de maçã feito na hora e mingau de aveia de lento cozimento com amora, uva, nozes e banana.
Almoço: Queijo de soja grelhado com tomate e uma salada pequena.

Jantar: Torta de batata com falsa carne, lentilha, milho e espinafre com cogumelos refogados.

Quinta-feira
Café-da-manhã: Suco de laranja feito na hora, um *grapefruit* inteiro e um *muffin* de grãos integrais.
Almoço: Chili vegetariano com salada de tomate e abacate e um punhado de *chips* de milho assados.
Jantar: *Fusilli* com abobrinha, azeitona, manjericão, tomate, alho e azeite servidos no pão italiano integral.

Sexta-feira
Café-da-manhã: Suco de laranja feito na hora e cereal com pêssego, banana, amora-preta e leite de soja.
Almoço: Rolinho de pepino com abacate com missô e uma salada pequena.
Jantar: *Pizza* sem queijo ou vegan com muitas hortaliças!

Sábado
Café-da-manhã: Sanduíche de pasta de tofu.
Almoço: Salada Caesar com carne de soja.
Jantar: Couve-flor, brócolis, cenoura e repolho vermelho refogados sobre arroz integral.

Domingo
Café-da-manhã: Invente sua própria vitamina de frutas!
Almoço: Hambúrguer vegetariano com cogumelos, abacate, alface, tomate, cebola e brotos servidos com batata assada.
Jantar: Falso filé de frango com molho *barbecue*, ervilhas, couve e milho em espiga.

*Fique à vontade para beliscar um punhado de nozes cruas orgânicas diariamente.

**Se quiser realmente seguir esse estilo de vida à risca, tome todos os dias um suco de hortaliças feito na hora. (Feito na hora, e não pasteurizado.)

***Não se esqueça de incluir chás de ervas orgânicos, sem cafeína, e de beber oito copos de água por dia.

****Incluímos, no final do livro, uma lista de livros de culinária recomendados. Compre um deles ou pesquise receitas vegan na Internet. Um *site* excelente, veganpeace.com, inclui receitas e resenhas de livros de culinária vegetariana. Outro *site* ótimo é VegCooking.com. Quer alçar vôos maiores? Saia para fazer compras. Aqui estão listas de ingredientes com termos pouco conhecidos que podem ajudá-la na hora de fazer suas compras. (Já vamos avisando: essa parte é bem chatinha.)

INGREDIENTES RUINS OU POTENCIALMENTE PREJUDICIAIS[221]

Ácido aspártico: Pode ser de origem animal ou vegetal (por exemplo, melado).

Ácido carmínico, cochonilha, carmim: Pigmento vermelho da fêmea do inseto cochineal esmagado. Diz-se que 70 mil insetos precisam ser mortos para produzir meio quilo desse pigmento. Usado no molho de maçã vermelho e em outros alimentos processados (inclusive em pirulitos e outros corantes alimentares). Pode causar reação alérgica.

Ácido esteárico: Gordura da vaca e do carneiro e de cães e gatos sacrificados em abrigos de animais etc. Em geral, refere-se a uma substância gordurosa retirada do estômago do porco. Usada em gomas, sabores artificiais de alimentos. Derivados: estearamida, estearamina, estearatos, hidrazida esteárica, estearona, estearoxitrimetilsilane, ácido lactílico estearoil, estearil betaína, estearil imidazolina. Alternativas: O ácido esteárico pode ser encontrado em diversas gorduras vegetais e no coco.

Ácido lático: Encontrado no sangue e no tecido muscular. Encontrado também no leite azedo, na cerveja, no chucrute, picles e outros produtos alimentares gerados por fermentação de bactérias. Alternativa: ácido lático da beterraba, açúcares de leite de vegetais.

Ácido oléico: Obtido de várias gorduras e óleos animais e vegetais. Normalmente, obtido de sebo não-comestível. (Ver sebo) Alternativas: óleo de coco.

Ácidos graxos: Encontrados isoladamente ou em misturas de ácidos líquidos ou sólidos como ácido caprílico, láurico, oléico, palmítico e esteárico. Alternativas: ácidos derivados de vegetais, lecitina de soja.

Ácidos nucléicos: Encontrados no núcleo de todas as células vivas. Usados em vitaminas, suplementos. Alternativas: fontes vegetais.

Alanina ou aminoácidos: Blocos construtores da proteína em todas as plantas e animais. Verifique se são derivados de vegetais.

Albúmen ou albumina: Encontrados em ovos, leite, músculos, sangue e muitos tecidos e fluidos de vegetais. Podem causar reações alérgicas. Presentes em bolos, biscoitos e em alguns vinhos.

Ambergris: Substância proveniente do intestino da baleia. Usado para conferir sabor a alimentos e bebidas.

Araquidil propionato: Cera que pode ser proveniente de gordura animal. As alternativas são óleo de amendoim e óleo de vegetais.

Banha: Gordura do abdome do porco. Encontrada em produtos de confeitaria, batata frita, feijão refrito. Alternativas: gorduras ou óleos vegetais puros.

Betacaroteno, provitamina A: Pigmento encontrado em muitos tecidos animais e em todas as plantas. Usado na produção da vitamina A. Verifique se é derivado de fontes vegetais.

BHA (hidroxianisol butilado), BHT (hidroxitolueno butilado): Antioxidantes e/ou conservantes muito usados em produtos de confeitaria, enlatados, sopas em pó, *bacon*, alimentos que contêm corantes ou sabores artificiais. Podem causar câncer, deficiências congênitas e infertilidade.

Bissulfito de potássio, bissulfito de sódio, dióxido de enxofre: Usados como antifúngicos ou antioxidantes em queijos, carnes processadas, frutas e hortaliças em lata, frutas secas e/ou produtos de confeitaria. Podem causar asma, choque ou morte.

Bromato de potássio: Encontrado em produtos de confeitaria, pode causar câncer e doenças renais e do sistema nervoso. Proibido no mundo inteiro, exceto no Japão e nos Estados Unidos.

Caseína, caseinato, caseinato de sódio: Proteína do leite encontrada nos laticínios, bem como em cremes que não levam derivados de leite e no queijo de soja.

Cisteína, L-forma: Aminoácido do cabelo, que pode vir dos animais. Usado em alguns produtos de confeitaria.

Cistina: Aminoácido encontrado na urina e nos pêlos do cavalo. Usado como suplemento nutricional.

Corantes artificiais: Derivados do alcatrão de hulha. Podem conter quantidades mínimas de chumbo e arsênico. Potencialmente carcinogênicos. Alternativas: corantes de uva, beterraba, açafrão, cenoura, clorofila, *annatto, alkanet*.

Farinha de ossos: Ossos moídos de animais. Usada em algumas vitaminas e suplementos como fonte de cálcio.

"*Fontes naturais*": Podem se referir a fontes animais ou vegetais. Em geral, na indústria de alimentos saudáveis (sobretudo na área de cosméticos), referem-se a fontes animais, como elastina, glândulas, gordura, proteína e óleo animais. Alternativas: fontes vegetais

Gelatina, gel: Proteína obtida após ferver-se a pele, os tendões, ligamentos e/ou ossos de vacas e porcos com água. Usada como espessante para gelatinas de frutas e pudins e em vitaminas como revestimento e como cápsulas. Usada em balas, *marshmallow*, bolos, sorvetes cremosos, iogurtes. Às vezes, a gelatina é usada para ajudar a "clarificar" vinhos. Alternativas: carragena, algas marinhas (algina, ágar-ágar, *kelp*), pectina de frutas, dextrinas, goma de alfarroba, goma de algodão.

Glicerina, glicerol: Subproduto da fabricação do sabão (normalmente utiliza gordura animal). Usado nos alimentos, anti-sépticos bucais, gomas de mascar, pastas de dente. Derivados: glicerídeos, gligeril, poliglicerol. Alternativas: glicerina vegetal – subproduto de sabão de óleo vegetal, derivados de algas.

Glutamato monossódico (MSG): Intensificador de sabor associado a doenças reprodutivas, do sistema nervoso e do cérebro. Encontrado em sopas, molhos e às vezes até em comida para bebês, leite artificial, leite desnatado e semidesnatado, balas, goma, alimentos processados e aplicados a frutas e hortaliças não-orgânicas como cera ou pesticida.

Isinglass: Forma de gelatina preparada com as membranas internas da bexiga do peixe. Costuma ser usada no processo de "clarificação" de vinhos e em alimentos. Alternativas: bentonita, "isinglass japonês," ágar-ágar. (Ver alternativas à gelatina)

Lactose: Açúcar do leite presente no leite dos mamíferos. Usada em alimentos, comprimidos, produtos de confeitaria. Alternativas: açúcares de leite de vegetais.

Lecitina ou bitartrato de colina: Substância cerosa presente no tecido nervoso de todos os organismos vivos, mas freqüentemente obtida para propósitos comerciais em ovos e na soja. Obtida também no sangue ou no leite. Alternativas: lecitina de soja ou derivada do milho.

Lipase: Enzima do estômago e das glândulas salivares de bois, filhotes de cabra e carneiro. Usada na fabricação do queijo e em digestivos. Alternativas: enzimas vegetais, sementes de mamona.

Lipóides, lipídeos: Gordura e substâncias semelhantes à gordura encontradas em animais e plantas. Alternativas: óleos vegetais.

Metionina: Aminoácido essencial encontrado em diversas proteínas (em geral do albúmen do ovo e da caseína). Usado para manter o frescor da batata frita de saquinho.

Miristal, éter sulfato, ácido mirístico: Ácido orgânico encontrado na maior parte das gorduras animais e vegetais, bem como em sabores artificiais. Derivados: isopropil miristato, miristal éter sulfato, miristil, oleil miristato. Alternativas: manteiga de nozes, óleo de ligústica, óleo de coco, extrato da semente da noz-moscada etc.

*Monoglicerídeos, glicerídeos (*Ver glicerina*)*: Da gordura animal. Encontrados em margarinas, misturas para bolo, balas, alimentos etc. Alternativa: glicerídeos vegetais.

Nitratos: Conservantes potencialmente letais, carcinogênicos. Encontrados em alimentos e carnes processadas.

Óleo de colza: Emulsificante e estabilizante encontrado em produtos de confeitaria, derivados de leite, carnes processadas. Pode causar câncer, doenças cardíacas, perda da visão.

Óleo de fígado de peixe: Usado em vitaminas, suplementos e leite fortificado com vitamina D. Alternativa: ergosterol.

Óleo marinho: Óleo de peixes ou mamíferos marinhos (inclusive o boto). Usado como gordura, especialmente em algumas margarinas. Alternativas: óleos vegetais.

Olestra: Substituto da gordura encontrado nos produtos *light* e produtos derivados do leite que reduz as vitaminas lipossolúveis no corpo.

Pantenol, dexpantenol, pró-vitamina B-5: Pode vir de fontes animais, vegetais ou sintéticas, por isso certifique-se de comprar apenas os produtos de fonte vegetal.

Pepsina: Substância encontrada no estômago do porco. Agente coagulante. Encontrada em alguns queijos e vitaminas. Tem os mesmos usos e alternativas que o Rennet. (Ver rennet)

Polisorbatos: Derivados dos ácidos graxos.

Rennet, renina: Enzima do estômago do bezerro. Usada na produção de queijo e em muitos derivados de leite. Alternativas: suco de limão ou rennet vegetal.

Sacarina: Adoçante artificial cancerígeno.

Sebo: Gordura da carne. Pode causar eczema e cravos.

Soro do leite: Derivado do leite. Presente em bolos, biscoitos, balas e pães. Usado na produção do queijo. Alternativas: soro de soja.

Uréia, ácido úrico, carbamida: Substâncias excretadas na urina e em outros fluidos corporais. Usadas para "morenar" produtos de confeitaria. Derivativo: imidazolidinil uréia.

Substâncias do duodeno: Extraídas do trato digestivo de vacas e porcos. Adicionadas a algumas vitaminas.

Vitamina A: Pode vir do óleo de fígado de peixe (por exemplo, óleo de fígado de tubarão), gema do ovo, manteiga e sintéticos. Usada em vitaminas, suplementos. Alternativas: cenoura, outras hortaliças, capim-limão, óleo de gérmen de trigo.

Vitamina B-12: Pode vir de produtos animais ou culturas de bactérias. Alternativas: vitaminas vegetarianas, leite de soja fortificado, substitutos de carne fortificados. A vitamina B-12 normalmente aparece como "cianocobalamina" nos rótulos dos alimentos. Os profissionais de saúde vegan advertem que adeptos do veganismo obtêm 5-10 mcg/dia de vitamina B-12 por meio de alimentos ou suplementos fortificados.

Vitamina D, ergocalciferol, vitamina D-2, ergosterol, provitamina D-2, calciferol, vitamina D-3: A vitamina D pode ser encontrada no óleo do fígado de peixe, no leite, na gema do ovo etc. A vitamina D-2 pode vir de gorduras animais ou de esteróis vegetais. A vitamina D-3 é sempre de origem animal. Alternativas: fontes vegetais e minerais, vitaminas completamente vegetarianas, exposição da pele à luz solar.

Lembre-se que, embora esses itens façam parte da nossa lista de ingredientes "ruins", não há nada de errado com eles quando derivam de fontes não-químicas e não-animais.

Ingredientes de nomes assustadores, mas que são inócuos

Açafrão: Corante alimentar natural derivado de uma planta.

Ácido ascórbico: Vitamina C sintética, em geral derivada do milho.

Ácido linoléico: Derivado do milho, da soja ou do amendoim.

Açúcar de tâmara: Adoçante derivado da tâmara.

Alfa tocoferol, alfa tocoferol acetado: Vitamina E derivada do milho, do amendoim ou da soja.

Araruta: Espessante amiláceo natural, derivado da planta araruta.

Celulose: Fibra vegetal.

Inulina: Presente em muitas ervas. Atua como probiótico e promove a saúde do trato intestinal.

Óleo de coco: Excelente para frituras e assados, pois suporta temperaturas elevadas sem se tornar carcinogênico. Além disso, ajuda o corpo a metabolizar os ácidos graxos.

Sucanat: Do inglês *SUgar CAne NATural*, um adoçante natural.

Xarope de arroz integral: Adoçante derivado do arroz integral.

12
Para sua informação

Veja bem, o mero fato de termos escrito este livro não significa que sejamos perfeitas. Se vir uma de nós comendo porcaria ou enchendo a cara, não nos leve a mal. Acreditamos em aproveitar a vida *e* em manter um equilíbrio saudável. Somos humanas. Além disso, temos partes gordas e volumosas no corpo também. Somos mulheres.

É, sabemos que quando você come cebola e alho cru fica com um cheiro horrível na boca. Mas são alimentos que combatem o câncer e ajudam a desintoxicar seu fígado. Portanto, pare de fazer corpo mole.

Afinal, qual é todo esse alvoroço em torno dos óleos hidrogenados? Vamos contar essa história direito. Os fabricantes adicionam gorduras mono ou poliinsaturadas (gorduras boas) aos alimentos para alterar sua consistência. O resultado final, os ácidos graxos do tipo trans (ruins), é um produto mais sólido, com tempo de prateleira maior. Margarina, biscoito recheado, *donuts*, batata frita de saquinho, carne, derivados de leite e gordura são alimentos industrializados que podem conter óleos hidrogenados. A gordura do tipo trans pode causar um desarranjo na estrutura celular, acelerar o envelhecimento e torná-la mais predisposta a doenças.[222] Pare e pense um pouco. Estão literalmente alterando a estrutura molecular de um produto que ocorre naturalmente ao lhe adicionar moléculas de hidrogênio. A ingestão desses alimentos quimicamente modificados, contendo óleos hidrogenados, aumenta o risco de doenças cardíacas. É triste dizer isso, mas aquecer o óleo em altas temperaturas também modifica sua configuração molecular e produz radicais livres. Os radicais livres não apenas destroem gorduras e vitaminas essenciais como também estão associados ao câncer e a doenças cardíacas.[223] Por isso o azeite de oliva e o óleo de amendoim, ambos saudáveis, podem ser *insalubres* em pratos como berinjela frita ou batata frita. Evite frituras e evite reaproveitar óleos utilizados. Nunca aqueça o óleo até sair fumaça. Use óleo de canola, baixas temperaturas no cozimento e pelo menor tempo possível.

Deixe de ser mão-de-vaca. Sim, sim, sim e sim, os produtos orgânicos são muito mais caros do que os convencionais. Mas você não gasta um monte de dinheiro com roupas, jóias, manicure, revistas, aluguel, prestação do carro e outras porcarias? Sua saúde e seu corpo (lembre-se, você só tem um corpo) são mais importantes do que qualquer outra coisa na sua vida. Gastando mais com alimentos orgânicos, você estará economizando a longo prazo ao preparar suas refeições em casa (o que é sempre mais barato do que comer na rua). O preço dos orgânicos compensa, por isso esforce-se para ingerir apenas alimentos orgânicos. Isso se aplica especialmente a frutas e hortaliças que sejam ingeridas com casca. Compre sempre *blueberries*, morango, framboesa, maçã e pêra orgânicos. Ingerir produtos orgânicos é a melhor maneira de garantir que você não está ingerindo organismos geneticamente modificados. Segundo *Food Additives: A Shopper's Guide to What's Safe & What's Not*, "retiram-se genes de uma espécie de planta, animal ou vírus para reinseri-los em outra espécie, a fim de gerar uma determinada característica, como resistência a doenças ou colheitas mais resistentes. Ninguém sabe que efeitos a ingestão de alimentos geneticamente modificados terá a longo prazo. Atualmente, comercializam-se alimentos geneticamente modificados sem que essa informação esteja presente nos rótulos. Alimentos orgânicos certificados são os únicos alimentos com garantia de não ter sido geneticamente modificados".[224]

Escovar os dentes é uma ótima maneira de eliminar a vontade de comer por comer. Mas, duas ou três vezes por dia, todos os dias da sua vida, você engole quantidades mínimas de pasta de dentes. Sabe o que entra em sua composição? Substâncias químicas? Adoçantes artificiais? Você comeria essas coisas? Leia os ingredientes. Compre apenas produtos naturais.

A pele é o maior órgão do corpo humano. Todos os dias, derramamos grandes quantidades de loções, cremes e maquiagem sobre ela, esfregando-os no corpo todo. Você já se deu ao trabalho de ler a lista de ingredientes desses produtos? Já se deu conta de que está colocando substâncias químicas diretamente sobre o maior órgão do seu corpo? Já pensou sobre os poros que existem na pele e no que está colocando dentro deles? Está na hora de começar a pensar nisso. Compre produtos de beleza naturais. O que você aplica ao seu corpo é tão importante quanto o que coloca para dentro dele (pois, essencialmente, o que você aplica ao seu corpo acabará dentro dele), especialmente nas partes que raspa ou depila. Poros abertos não são lugar para substâncias químicas. Ou você é à prova de desodorantes, maquiagem, perfumes e loções?

Às vezes, até uma coisa boa pode ser demais. Assim, cuidado para não beber água em excesso, ou você vai acabar pondo fim às reservas de sal necessárias ao organismo. Oito copos por dia bastam.

O sal marinho natural, não refinado (diferente do sal de mesa), contém muitos minerais essenciais, melhora a função dos órgãos e neutraliza as toxinas. Contribui também para a hidratação de nossas células e órgãos.[225]

Compre uma panela para cozimento no vapor. Sua vida vai mudar.

Pratique ioga. É um ótimo exercício para o coração que fortalece, tonifica e enrijece os músculos. A ioga é excelente para a função orgânica, fortalecimento do sistema imunológico, insônia, sintomas da TPM e cólicas menstruais, enfim, para a saúde de um modo geral. Você vai adorar a sensação e as mudanças físicas geradas pela ioga. Sério, se todos nós praticássemos ioga, haveria paz no mundo.

Doe sangue. Você pode salvar uma vida e, ao mesmo tempo, emagrecer.

Blinde-se contra a propaganda adversa a respeito do veganismo. Em geral, são informações plantadas pelos setores ameaçados pelo movimento. Não acredite em nada disso. Um estudo alegou que alimentar as crianças com uma dieta veganista era equivalente ao abuso infantil. Ocorre que a Associação Nacional dos Pecuaristas financiou o estudo. Tiveram o descaramento de experimentar com crianças africanas que estavam literalmente passando fome. Essas crianças estavam se alimentando somente de milho e feijão, e em minúsculas porções. O acréscimo de carne à sua alimentação melhorou sua saúde.[226] Claro que sim. Estavam passando fome! Isso não prova que o veganismo seja perigoso ou pouco saudável. Mostra apenas que a Associação Nacional dos Pecuaristas explora crianças famintas e miseráveis para criar propaganda negativa a respeito do veganismo e aumentar as vendas de carne. É uma vergonha para o país.

13
Use a cabeça

Não volte a ser uma vaca gorda. Você já sabe o que precisa fazer, então mãos à obra. Mas não vá ficar anoréxica e depois dizer que a culpa é nossa. É fácil adotar uma mudança no estilo de vida e acabar exagerando. Faça escolhas saudáveis e cuide-se muito bem, sem se tornar neurótica e obsessiva.

USE A CABEÇA. Nunca é demais repetir. Esqueça tudo que já leu, ouviu ou aprendeu e pense apenas em você. Depois de recuperados, seu corpo, seu cérebro e seus instintos sempre a guiarão pelo caminho certo no que diz respeito à comida. Obedeça-os e esqueça todos e tudo o mais. Você conhece a verdade.

Leia o rótulo dos alimentos, procure a lista de ingredientes. Isso e usar a cabeça devem andar de mãos dadas. Se está pensando em comer algo, saiba exatamente o que é. Mesmo que seja um produto recomendado por nós, verifique os ingredientes. As empresas mudam as receitas o tempo todo. Alguns produtos vegan que amamos inicialmente e sugerimos não eram vegan quando terminamos de escrever este livro, e tivemos que eliminá-los de nossas listas de recomendações. Não confie em ninguém. Nem em nós. Alguns dos produtos nas listas de alimentos que sugerimos não são perfeitos; fizemos certas concessões com base em nossas opiniões e desejos pessoais. Leia e decida. E, se não reconhecer um dado ingrediente, ligue para o 0800 do fabricante e pergunte o que é. Se não for algo que você gostaria de colocar para dentro, diga-lhes, sugerindo como poderiam aperfeiçoar o produto. As empresas levam em conta os comentários dos consumidores, por isso não deixe de expressar sua opinião.

Para ter uma boa aparência, você precisa se sentir bem consigo mesma e ser feliz. Em vez de se fixar nos últimos dois quilos que deseja perder, comemore os cinco que já perdeu. Progresso, não perfeição. Não seja insegura ou competitiva, nem se sinta ameaçada pelas mulheres que são mais magras e mais bonitas do que você. Seja feliz por elas; isso vai fazer com que se sinta melhor. Distribua sorrisos e elogios sempre que puder, seja simpática com os outros. Você simplesmente vai ficar cada vez mais bonita e cada vez mais magra.

Logo você verá pessoas (especialmente homens) virando a cabeça para olhar para você. Não apenas porque você está mais magra, mas porque está mais feliz, mais saudável, seguindo uma alimentação que não é calcada na crueldade. Por isso, fique à vontade para compartilhar seu novo tesouro de informações com todos que desejarem. Espalhe as informações, mas cuidado para não ceder à tentação de evangelizar os outros. Você verá que algumas pessoas ficam na defensiva quando você fala sobre a sua alimentação. Mesmo se estiver sendo imparcial, as pessoas podem ser sentir ameaçadas pelo seu rigor. É compreensível, pois o veganismo lança luz sobre a crueldade para a qual as pessoas estão contribuindo, deixando-as constrangidas. Quando lhe perguntarem, você pode descrever o que aprendeu sobre o tratamento dispensado aos animais nos abatedouros e sobre todos os benefícios do veganismo. Conte a todos sobre seu bem-estar e sobre os quilos perdidos com a adoção desse novo estilo de vida. Mas jamais sugira que façam o mesmo ou faça com que elas se sintam pouco à vontade com sua alimentação. Ofereça-lhes um exemplar do livro ou indique o *site* GoVeg.com. Só não force nada. As pessoas precisam buscar a verdade em seu próprio ritmo.

Agora que sua alimentação, sua saúde e sua aparência estão sob controle, volte-se para outras áreas da sua vida. Afinal, de nada adianta ser linda se sua vida está uma merda. Coloque um ponto final nos relacionamentos de co-dependência, saia do emprego que a está sugando, livre-se das amizades tóxicas. Faça uma lista dos seus objetivos e comece a tomar as medidas para concretizá-los. A VIDA É SUA! Viva-a com toda a intensidade, com total entrega. Aproveite o dia. E, amanhã, volte a aproveitar o dia. Viva. Corra atrás do emprego dos seus sonhos. Busque o homem dos seus sonhos. Não tenha medo de nada. Experimente tudo. Anime-se. Dance. Você nunca vai recuperar o tempo perdido, mas o hoje é seu. Aproveite-o ao máximo.

Bravo. Sua vida e sua alimentação estão sob seu controle. Mas você ainda precisa mexer esse seu traseiro. Os exercícios aumentam a auto-estima, reduzem a vontade de comer porcaria e ajudam a *emagrecer*. Se puder freqüentar uma academia, ótimo. Isso vai ajudá-la a alcançar seus objetivos de condicionamento mais rápido. Mas você não precisa virar marombeira.

Faça uma aula que sempre teve vontade de fazer, como boxe ou dança do ventre. Saia para dar uma caminhada depois do jantar ou ande de bicicleta no fim de semana. Melhor ainda, vá para o trabalho de bicicleta. Qualquer que seja a sua escolha, os exercícios vão ajudá-la a se sentir bem consigo mesma. E isso não tem preço.

Você *é* o que você *pensa*. Nossos pensamentos, sentimentos, crenças e experiências criam reações concretas e tangíveis nos níveis anatômico e celular. Assim, o fato de algo ser "real" ou não, não tem importância. Se o imaginarmos, sentirmos, acreditarmos ou vivenciarmos, ele se torna realidade. Pare e pense sobre isso; perceba as implicações que pode ter em sua vida. Isso pode trabalhar contra você ou a seu favor. Por exemplo, se você *pensa* que está gorda, que as dietas não funcionam para você e que vai ser sempre gorda, é verdade, você *é* gorda, as dietas não vão funcionar e você vai ser sempre gorda. Sua forma de pensar a respeito de si fica entranhada em seu cérebro, nas suas células e no campo de energia que a cerca. Acredite, seus pensamentos têm esse poder. Assim, se você *sentir* que nasceu para ser magra, se *acreditar* que *Magra & poderosa* lhe ajudará a perder peso e se *entender* que este livro *mudará* sua vida, você *vai* ser magra, *vai* emagrecer e sua vida *vai* mudar. É simples assim.

No livro *Anatomia do Espírito*, a dra. Caroline Myss examina a inquestionável associação entre emoções negativas e doenças físicas. Vejamos, por exemplo, o caso de Julie. O marido a tratava com desprezo, recusando-se a dormir na mesma cama que ela. Não é coincidência que Julie tenha sido diagnosticada com câncer de mama e de ovário, refletindo a falta de amor-próprio por sua condição de mulher. Ela jamais o abandonou.

Nunca se recuperou do câncer e acabou morrendo.[227] Joanna casou-se com um homem que tinha várias amantes; ela sabia e tentou conviver com isso. Não é surpresa que tenha desenvolvido câncer de mama. Acabou confrontando o marido e exigindo sua fidelidade. No entanto, ele não mudou e ela o deixou. Joanna se recuperou do câncer. O livro narra casos de pessoas que adoecem ou se recuperam através do pensamento e das emoções. (Obviamente, não estamos sugerindo aqui que todas as pessoas que sofram de uma doença a tenham provocado. Estamos dizendo, sim, que é inteiramente possível que isso ocorra.)

Nossa mente tem enorme poder. Nossos gurus favoritos na área de auto-ajuda, dr. Wayne Dyer, Louise Hay e Tony Robbins, entendem isso e pregam o poder das afirmações diárias. Uma afirmação é uma declaração positiva que nos permite visualizar claramente um objetivo ou mentalidade. É dita como se já estivesse acontecendo, e pode ser qualquer coisa que você quiser:

"Todo dia, de todas as maneiras, meu bumbum está diminuindo."

"Todo dia, de todas as maneiras, meu quadril está afinando."

"Todo dia, de todas as maneiras, minha barriga está secando."

"Todo dia, de todas as maneiras, estou perdendo mais e mais peso."

"Todos os dias, de todas as maneiras, estou amando mais o meu corpo."

"Todos os dias, de todas as maneiras, estou ficando mais e mais saudável."

Crie suas próprias afirmações e diga-as (mentalmente ou em voz alta, se puder) logo ao sair da cama pela manhã, enquanto se exercita, no carro e antes de adormecer. Imediatamente você vai notar como elas a fazem se sentir bem e ficará impressionada com os resultados. Este livro é resultado das nossas afirmações, por isso, *sabemos* que elas realmente funcionam.

Agora que você se ama, comece a usar roupas *sexy*. Você se esforçou para ter esse corpo, deve se orgulhar dele. Sabemos que pode ser assustador usar algo que está na moda – como se você não tivesse esse direito ou não fosse digna dele. Mas você *é* boa o suficiente, você *merece*, e ninguém está pensando o contrário. Por isso, não tenha medo de usar roupas modernas, que valorizem e revelem suas formas. Esse é o corpo que lhe coube nessa vida. Vista-o e adore. Por que razão estava guardando suas melhores calcinhas e sutiãs? Use-os, sua boba. Mas lembre-se de que a vulgaridade não leva a lugar algum. Se não tiver bom gosto (você se conhece melhor do que ninguém), peça a orientação de alguém.

Veja bem, sabemos que a estamos estimulando a ter a melhor aparência possível, mas, pelo amor de Deus, não associe aparência a valor. Somos seres espirituais revestidos de carne e osso. Nosso interior é muito mais importante do que o nosso exterior. Por isso, não meça seu valor pela merda da atenção ou aprovação que recebe dos homens. É ótimo ser apreciada, mas não faça disso uma necessidade. Ame-se e ame a sua aparência, mesmo que ninguém mais o faça. Com o tempo, sua confiança e seu amor-próprio atrairão um vencedor.

Bem, está tudo aí, em preto e branco. Esperamos sinceramente que você assimile o conhecimento que adquiriu e o utilize daqui por diante. VOCÊ tem o poder de mudar sua vida e sabe que é simples. Use a cabeça e perca logo essa barriga.

Posfácio

O homem não é um animal impressionante? Mata milhões e milhões de animais selvagens para proteger seus animais domésticos e sua alimentação. Isso, por sua vez, mata milhões e milhões de seres humanos, pois a ingestão de todos esses animais provoca problemas de saúde degenerativos e fatais, como doenças cardíacas, doenças renais e câncer. Aí o homem tortura e mata outros milhões de animais na tentativa de encontrar a cura dessas doenças. Milhões de seres humanos estão morrendo, no mundo inteiro, de fome e desnutrição, pois os alimentos que poderiam comer estão sendo usados para engordar animais domésticos. Enquanto isso, alguns morrem de rir com os absurdos do homem, que mata com tanta facilidade e com tanta violência, e que, uma vez por ano, envia cartões em nome da "Paz na Terra".

Prefácio de *Old MacDonald's Factory Farm*, de C. David Coates

Leituras recomendadas

Livros

Slaughterhouse, Gail A. Eisnitz.*

Vegan: The New Ethics of Eating, Erik Marcus

The Food Revolution, John Robbins

País Fast Food, o lado nocivo da comida norte-americana. Eric Schlosser. Ática, 2001

Breaking the Food Seduction, Neal Barnard, M.D.

Carbophobia: The Sorry Truth About America's Low-Carb Craze, Michael Greger, M.D.

A Way Out: Dis-ease Deception & The Truth About Health, Matthew Grace (matthewgrace.com)

*Este livro é leitura essencial para todos os que já comeram carne, continuam comendo carne ou não sabem ao certo se devem ou não comer carne. Compre-o hoje!

Revistas

VegNews (vegnews.com) *Satya* (satyamag.com)

Livros/CDs de auto-ajuda

Your Erroneous Zones, DR. WAYNE DYER
Real Magic, DR. WAYNE DYER
You'll See It When You Believe It, DR. WAYNE DYER
Notes from a Friend, ANTHONY ROBBINS
Get the Edge CDs, ANTHONY ROBBINS
You Can Heal Your Life, LOUISE L. HAY
Anatomy of the Spirit, CAROLINE MYSS, PHD

Livros de culinária

The Uncheese Cookbook, JOANNE STEPANIAK
The Garden of Vegan, TANYA BARNARD E SARA KRAMER
How it all Vegan, TANYA BARNARD E SARA KRAMER
The Compassionate Cook, PETA & INGRID NEWKIRK
CalciYum, DAVID & RACHELLE BRONFMAN
The Native Foods Restaurant Cookbook, TANYA PETROVNA
The Candle Cafè Cookbook, JOY PIERSON E BART POTENZA COM BARBARA SCOTT-GOODMAN
Viva le Vegan!, DREENA BURTON
Very Vegetarian, JANNEQUIN BENNET

Veganpeace.com oferece receitas e resenhas de livros de culinária vegetariana

Guias de restaurantes

vegoutguide.com

happycow.net

vegdining.com

The Tofu Tollbooth, Elizabeth Zipern e Dar Williams

VegOut: Vegetarian Dining Guide to New York City, Justin Schwartz

VegOut: Vegetarian Dining Guide to Seattle and Portland, George B. Stevenson

VegOut: Vegetarian Dining Guide to Washington, D.C., Andrew Evans

VegOut: Vegetarian Dining Guide to San Francisco, Michele Ana Jordan

VegOut: Vegetarian Dining Guide to Southern California, Kathy Lynn Siegel

VegOut: Vegetarian Dining Guide to Chicago, Margaret Littman

VegOut: Vegetarian Dining Guide to Houston, Ann Sieber

VegOut: Vegetarian Dining Guide to Salt Lake City/Denver, Andrea Mather

Sugestões de alguns restaurantes brasileiros:

Vegan Vegan www.veganvegan.com.br

Vegetariano Social Clube www.vegetarianosocialclube.com.br

Verdejante www.webduzido.com.br/verdejante

Vegethus www.vegethus.com.br

Universo Orgânico www.universoorganico.com

Websites de produtos

veganstore.com
VeganEssentials.com
AnimalRights Stuff.com
AlternativeOutfitters.com
feelgoodtees.com
mooshoes.com
veganunlimited.com
TheVegetarianSite.com
VegSexShop.com

Sugestões de websites de produtos brasileiros:
sitiodomoinho.com
ecobras.com.br
universoorganico.com
vegethus.com.br
svb.org.br
users.rdc.puc-rio.br/anabranc/
samuraitofu.com.br

Websites

skinnybitch.net
GoVeg.com
meat.org
peta.org
farmsanctuary.org
pcrm.org

cok.net
protectinganimals.org
veganmd.org
atkinsexposed.org
atkinsdietalert.org
VeganOutreach.org
afa-online.org
informedeating.org
organicconsumers.org
holisticmed.com
congress.org
anthonyrobbinsdc.com
drwaynedyer.com
hayhouse.com
oa.org (overeaters anonymous – "comedores compulsivos anônimos")

Websites de comida

vegieworld.com
deliciouschoices.com
veganstore.com
rawbalance.com
playfood.org
TreeHugginTreats.com
simpletreats.com
chocolatedecadence.com
leaheyfoods.com
vegandreams.com
goodbaker.com

rosecitychocolates.com
eatraw.com
nutrilicious.com
allisonsgourmet.com
healthy-eating.com

Fontes consultadas

ARMSTRONG, Clare, MS, RD. DiscoveryHealth.com. The Discovery Channel, atualizado em 25 de setembro de 2002; acessado em 20 de janeiro, 2005 , http://health.discovery.com/encyclopedias/1940.html

Aspartame Victims Support Group, presidiotex.com, atualizado em 13 de janeiro de 2005; acessado em 20 de janeiro de 2005, http://www.presidiotex.com/aspartame/

ATKINS, Robert C., M.D. *Dr. Atkins' New Diet Revolution.* New York: Avon, 2002. [*A nova dieta revolucionária do Dr. Atkins.* Record, 2003.]

BAILLIE-HAMILTON, Paula, M.D., Ph.D. *The Body Restoration Plan.* New York: Avery, 2003.

"Banned as Human Food, StarLink Corn Found in Food Aid". *Environmental News Service,* Feb. 16, 2005; acessado em 20 de fevereiro de 2005,http://www.ens-newswire.com/ens/feb2005/2005-02-16- 09.asp#anchor2

"Barcelona Report", presidiotex.com, Jan. 12, 2005, acessado em 9 de setembro de 2005, http://www.presidiotex.com/barcelona/

BARNARD, Neal M.D. *Breaking The Food Seduction: The Hidden Reasons Behind Food Cravings—and 7 Steps to End Them Naturally*. New York: St. Martin's, 2003.

BECK, Leslie, R.D. *The Ultimate Nutrition Guide For Women: How to Stay Healthy with Diet, Vitamins, Minerals, and Herbs*. Hoboken: John Wiley & Sons, 2001.

BELLON, Roberta. National Justice League. "Aspartame Lawsuits Accuse Many Companies Of Poisoning The Public", April 6, 2004, acessado em 10 de fevereiro de 2005, http://www.newmediaexplorer.org/sepp/2004/04/09/aspartame_neurotoxic_coca_cola_pepsi_nutra_sweet_sued_in_california.htm

BOSCHEN, Hank. "Cycles of the Body", thejuiceguy.com, Feb. 10, 2005, http://www.juiceguy.com/cycle.shtml

BRAY, George A., Samara Joy Nielson e Barry M. Popkin. "Consumption of high-fructose corn syrup in beverages may play a role in the epidemic of obesity". *American Journal of Clinical Nutrition*, vol. 79, no. 4, p.537-543, April 2004, http://www.ajcn.org/cgi/content/abstract/79/4/537. 1 From the Pennington Biomedical Research Center, Louisiana State University, Baton Rouge, LA (GAB), and the Department of Nutrition, University of North Carolina, Chapel Hill (SJN and BMP).

BROWN, Harold. e-mail to Rory Freedman, March 21, 2005.

BROWNLEE, Christen. *The Beef about UTIs*, vol. 167 no. 3, Jan. 15, 2005; acessado em 20 de janeiro de 2005, http://www.sciencenews.org/articles/20050115/food.asp

BURROS, Marian. "Splenda's 'Sugar' Claim Unites Odd Couple of Nutrition Wars". *New York Times*, Feb. 15, 2005; acessado em 20 de fevereiro de 2005, www.skyhen.org/CorporatePower/splendas_sugar_claim_unites_odd_couple_of_nutrition_wars.php

Caffeine. eCureMe Inc., acessado em 10 de fevereiro de 2005, http://life.ecureme.com/healthyliving/naturalmedicine/n_caffeine.asp

Caring Consumer Guide. Peta.org, acessado em 26 de março de 2005, www.caringconsumer.com/ingredientslist.html

CHANDEL, Amar. "Sweet Poison". *The Tribune Spectrum*, March 14, 2004; acessado em 22 de março de 2005, www.tribuneindia.com/2004/20040314/spectrum/main1.htm

CICHOKE, Anthony J., D.C. *Enzymes & Enzyme Therapy: How to Jump Start Your Way to Lifelong Good Health*. New Canaan: Keats Publishing Inc., 1994.

COATES, C. David. *Old MacDonald's Factory Farm*. New York: The Continuum Publishing Co., 1989.

COHEN, Robert. *Essence of Betrayal*, acessado em 1° de março de 2005, http://www.notmilk.com/forum/594.html

"Common Dairy Digestive Under-Recognized and Under-Diagnosed in Minorities". Johnson & Johnson, acessado em 13 de janeiro de 2005, www.jnj.com/news/jnj_news/20020311_0944.htm

COOK, Christopher D. "Environmental Hogwash: The EPA works with factory farms to delay regulation of 'Extremely Hazardous Substances'". Oct. 6, 2004; acessado em 27 de janeiro de 2005, www.inthesetimes.com/site/main/print/environmental_hogwash/

COUSENS, Gabriel M.D. *Conscious Eating*. Berkeley: North Atlantic Books, 2000.

COUSIN, Jean Pierre e Kirsten Hartvig. *Vitality Foods For Health and Fitness*. London: Duncan Baird, 2002.

DAVIS, Gail. "A Tale of Two Sweeteners: Aspartame & Stevia", acessado em 12 de fevereiro de 2005, http://suewidemark.netfirms.com/davis.htm

DES MAISONS, Kathleen, Ph.D. *Potatoes Not Prozac*. New York: Fireside, 1998.

DIAMOND, Harvey e Marilyn. *Fit For Life*. New York: Warner, 1985. [*100% saúde*, Record, 1988.]

DIAMOND, Harvey e Marilyn. *Fit For Life II: Living Health*. New York: Warner, 1987.

EISNITZ, Gail A. 'Ask the Experts'. Peta.org, acessado em 17 de março de 2005, www.goveg.com/vegkit/meet.asp

EISNITZ, Gail A. *Slaughterhouse: The Shocking Story of Greed, Neglect, and Inhumane Treatment Inside the U.S. Meat Industry*. Amherst: Prometheus Books, 1997.

"Factory Farming: Environmental Consequences". Animalalliance.ca, acessado em 29 de março de 2005, www.animalalliance.ca/kids/facfar1.htm#environment

"Fact vs. Fiction". Thetruthaboutsplenda.com, acessado em 14 de fevereiro de 2005, www.truthaboutsplenda.com/factvsfiction/index.html

FARLOW, Christine Hoza, D.C. *Food Additives: A Shopper's Guide to What's Safe & What's Not*. Escondido: KISS for Health, 2004.

"FDA Approved Animal Drug Products". FDA 'Green Book' section, acessado em 21 de março de 2005, http://dil.vetmed.vt.edu/NadaFirst/ NADA.cfm

"Fish and Shellfish: Contamination Problems Preclude Inclusion in the Dietary Guidelines for Americans". Pcrm.org, Spring 2004, acessado em 31 de março de 2005, www.pcrm.org/health/reports/ fish_report.html

"Fish Feel Pain". Fishinghurts.com, acessado em 3 de março de 2005, www.fishinghurts.com/FishFeelPain.asp

"Food Additives". New-fitness.com, acessado em 4 de fevereiro de 2005, www.new-fitness.com/nutrition/food_additives.html

"Food and Nutrition Assistance Programs". Economic Research Service, U.S. Department of Agriculture, USDA.gov; atualizado em 18 de março de 2005; acessado em 22 de março de2005, www.ers.usda.gov/Briefing/FoodNutritionAssistance/

"Free-Range Eggs and Meat: Conning Consumers?" Peta.org, acessado em 16 de março de 2005, http://www.peta.org/mc/factsheet_display.asp?ID=96

FUHRMAN, Joel M.D. *Eat to Live*. Boston, New York, London: Little, Brown, 2003.

GATES, Donna. *The Body Ecology Diet*. (excerpt from), acessado em 25 de fevereiro de 2005, http://www.holisticmed.com/sweet/stv-cook.txt

GEE, Margaret. *Words of Wisdom Calendar*. Kansas City, MI: Andrews McMeel, 2004.

GOLD, Mark. "Formaldehyde Poisoning from Aspartame", Dec. 9, 1998; acessado em 6 de março de 2005, www.holisticmed.com/aspartame/embalm.html

GOLD, Mark. "Aspartame/NutraSweet Toxicity Summary", Nov. 30, 2000; acessado em 3 de março de 2005, www.holisticmed.com/aspartame/summary.html

GOLD, Mark. "Common Toxic and Unhealthy Substances to Avoid", acessado em 28 de fevereiro de 2005, http://www.holisticmed.com/aspartame/history.faq

GOLD, Mark. "Scientific Abuse in Methanol/Formaldehyde Research Related to Aspartame", acessado em 12 de janeiro de 2005, http://www.holisticmed.com/aspartame/abuse/methanol.html

GOLD, Mark. "Toxicity Effects of Aspartame Use", acessado em 2 de fevereiro de 2005, www.holisticmed.com/aspartame/

GOLD, Mark D. "The Bitter Truth about Artificial Sweeteners", acessado em 23 de março de 2005, http://www.truthcampaign.ukf.net/ articles/health/aspartame.html

GRACE, Matthew. *A Way Out: Dis-Ease Deception and The Truth About Health*. U.S.A: Matthew Grace, 2000.

"The Great Sugar Debate: Is It Vegan?" acessado em 20 de fevereiro de 2005, http://www.vegfamily.com/articles/sugar.htm

GREGER, Michael, M.D. "Rocket Fuel in Milk," acessado em 23 de janeiro de 2005, http://all-creatures.org/health/rocket.html

GREEN, Che. "Not Milk: The USDA, Monsanto, and the U.S. Dairy 204 Industry". *LiP Magazine*, July 9, 2002; acessado em 20 de fevereiro de 2005, http://www.alternet.org/story/13557/

GROGAN, Bryanna Clark. "A Few Words About Sugar and Other Sweeteners", acessado em 22 de fevereiro de 2005, http://www.vegsource.com/articles/bryanna_sugar.htm

"Growing and Processing Sugar". The Sugar Association; acessado em 12 de janeiro de 2005, http://www.sugar.org/facts/grow.html

HARRIS, Simon. "Organic Consumers Association (OCA) Denounces Degradation of Organic Food Standards by Congress", acessado em 10 de fevereiro de 2005, http://environment.about.com/library/pressrelease/bloca.htm

HASSELBERGER, Sepp. "Aspartame: RICO Complaint Filed Against NutraSweet, ADA, Monsanto". Sept. 17, 2004; acessado em 15 de fevereiro de 2005, http://www.newmediaexplorer.org/sepp/2004/09/17/aspartame_rico_complaint_filed_against_nutrasweet_ada_monsanto.htm

HATHERILL, Robert J., Ph.D. *Eat to Beat Cancer*. Los Angeles: Renaissance Books, 1998.

Healthy Child Online Articles and Resources, acessado em 2 de março de 2005, http://www.healthychild.com/database/life_is_sweet_a_guide_to_using_healthy_sweeteners.htm

"The Hidden Lives of Chickens", acessado em 3 de março de 2005, http://www.peta.org/feat/hiddenlives/

HOLFORD, Patrick. *The Optimum Nutrition Bible*. Berkeley: The Crossing Press, 1999.

HOWELL, Edward M.D. *Enzyme Nutrition: The Food Enzyme Concept*. U.S.A.: Avery, 1985.

HOWELL, Laurie. "#193 Why Choose Organic Coffee?", acessado em 25 de fevereiro de 2005, http://www.thegreenscene.com/shows/193.html

"Investigation Reveals Slaughter Horrors at Agriprocessors". Peta.org, acessado em 17 de março de 2005, www.goveg.com/feat/agriprocessors/

JOHNSON, Lucy. "Aspartame ... a Killer!" *The Sunday Express* London, U.K. Newfrontier.com; acessado em 21 de março de 2005, http://www.newfrontier.com/asheville/aspartame.htm

KAMEN, Betty, PhD. *New Facts About Fiber*. Novato: Nutrition Encounter, 1991.

KREBS, A.V. "USDA Accused of Allowing 'Sham Certifiers' into the National Organic Program". *The Agribusiness Examiner*. Issue #367, Aug 23, 2004; acessado em 25 de janeiro de 2005; http://www.organicconsumers.org/organic/usda.cfm

KRUMM, Susan. "Refining process has sweet ending". *Lawrence Journal-World*, June 13, 2001; acessado em 20 de janeiro de 2005, http://ljworld.com/section/cookingqa/story/55875

LANGELAND, Terje. "Tainted Meat, Tainted Money: Consumer groups decry coziness between government, agribusiness". *Colorado Springs Independent online edition*, Aug. 1-7, 2002; acessado em 20 de fevereiro de 2005, http://www.csindy.com/csindy/2002-08-01/cover2.html

LANGLEY, Gill, MA, Ph.D. *Vegan Nutrition: A Survey Of Research*. Oxford: The Vegan Society, 1988.

"The Latest In Cancer: 'White Meat' Linked to Colon Cancer". Pcrm.org, Winter 99; acessado em 28 de março de 2005, http://www.pcrm.org/magazine/GM99Winter9.html

LEAKE, Jonathon. "The rich and emotional lives of cows". News.com; acessado em 28 de fevereiro de 2005, http://www.news.com/au/story/0,10117,12390397-13762,00.html

MASON, Jim e Peter Singer. *Animal Factories.* New York: Crown, 1990.

MCCALEB, Rob. "Stevia Leaf—Too Good To Be Legal?" Herb Research Foundation, acessado em 14 de fevereiro de 2005, http://www.holisticmed.com/sweet/stv-faq.txt

"Men's Health Warns of Foods You Should Never Eat". Peta.org, acessado em 23 de março de 2005, http://www.peta.org/feat/menshealth/

MERCOLA, Joseph, M.D. e Alison Rose Levy. *The No-Grain Diet: Conquer Carbohydrate Addiction and Stay Slim for Life.* New York: Dutton, 2003.

MERCOLA, Joseph, M.D. "The Potential Dangers of Sucralose". vitaminlady.com; acessado em 9 de setembro de 2005, http://www.vitaminlady.com/articles/sucralose.asp

MERCOLA, Joseph, M.D. "The Secret Dangers of Splenda (Sucralose), an Artificial Sweetener", Dec. 3, 2000; acessado em 20 de fevereiro de 2005, http://www.mercola.com/2000/dec/3/sucralose_dangers.htm

MERCOLA, Joseph, M.D. "Splenda—Here We Go Again." July 21, 2004; acessado em 12 de fevereiro de 2005, http://www.mercola.com/fcgi/pf/2004/jul/21/splenda.htm

MERCOLA, Joseph, M.D. "US 'Food Pyramid' Invalid as It was Made by Experts with Conflicts of Interest". Nov. 19, 2000; acessado em 10 de janeiro de 2005, http://www.mercola.com/2000/nov/19/food_pyramid.htm

"Milk Sucks". Peta.org.; milksucks.com, acessado em 12 de março de 2005, http://www.milksucks.com/

MINDELL, Earl R., Ph.D. e Hester Mundis. *Earl Mindell's New Vitamin Bible.* New York, Boston: Warner, 2004.

"Molasses". Everything2com, Oct. 2, 2003; acessado em 2 de fevereiro de 2005, http://www.everything2.com/index.pl?node=molasses

"Molasses nutrition data". Nutritiondata.com, acessado em 3 de março de 2005, http://www.nutritiondata.com/facts-001-02s04at.html

MURRAY, Rich. "How Aspartame Became Legal-The Timeline". Dec. 24, 2002; acessado em 5 de março de 2005, http://www.quantumbalancing.com/news/aspartameapproved.htm

MYSS, Caroline, Ph.D. *Anatomy of the Spirit: The Seven Stages of Power and Healing*. New York: Three Rivers, 1996. [*Anatomia do Espírito*, Rocco.]

"National Cattleman's Beef Association Pays for Sadistic Anti-Vegan 'Study'". Vegsource Interactive Inc., acessado em 22 de fevereiro de 2005, http://www.vegsource.com/articles2/ncbs_vegan_study.htm

"National Soft Drink Association Protest (Summary)" Congressional Record-Senate, March 11, 2005; acessado em 20 de janeiro de 2005, http://www.dorway.com/nsda.txt

"Nation's Largest Organic Dairy Brand, Horizon, Accused of Violating Organic Standards". The Cornucopia Institute, Feb. 16, 2005, acessado em 2 de março de 2005, http://www.organicconsumers. org/organic/horizon21705.cfm

"Natural Sweeteners". Natural Nutrition, acessado em 2 de fevereiro de 2005, http://www.livrite.com/sweeten.htm

"Natural Sweetener-Safe for Diabetics", acessado em 15 de fevereiro de 2005, http://www.primalnature.com/stevia.html

NESS, Carol. "Organic Food: Outcry Over Rule Changes that Allow More Pesticides, Hormones". The San Francisco Chronicle, May 22, 2004, acessado em 2 de março de 2005, http://www.commondreams.org/cgi-bin/print.cgi?file=/headlines04/0522-09.htm

NESTLE, Marion. *Food Politics: How the Food Industry Influences Nutrition and Health*. California: University of California, 2000.

Notmilk.com. March 5, 2005, http://notmilk.com/forum/526.html

"OCA and Environmental Groups Sue USDA to Enforce Strict Standards: Environmental Groups Back Harvey Lawsuit". *Organic Business News*. December 2004, vol. 16, no. 12; acessado em 12 de janeiro de 2005, http://organicconsumers.org/organic/lawsuit010505.cfm

"Organic Industry and Consumers Celebrate USDA Reversal on Non-Food National Organic Standards" press release, May 26, 2004; acessado em 10 de fevereiro de 2005, http://www.westonaprice.org/federalupdate/aa2004/infoalert_052604.html

PERT, Candace B., Ph.D. *Molecules of Emotion*. New York: Scribner, 1997

"Pigs: Smart Animals at the Mercy of the Pork Industry". Peta.org, acessado em 3 de março de 2005, http://www.peta.org.factsheet/files/FactsheetDisplay.asp?ID=119

PYEVICH, Caroline. "Sugar and other sweeteners: Do they contain animal products?" *Vegetarian Journal*. Volume XVI, no. 2, March/April 1997; acessado em 25 de fevereiro de 2005, http://www.stanford.edu/group/vegan/sweeteners.htm

ROBBINS, John. *Diet For A New America*.Walpole: Stillpoint, 1987.

ROBERTS, H.J., M.D. "The Bressler Report". *Sun Sentinel Press*; acessado em 22 de fevereiro de 2005, http://www.presidiotex.com/bressler/

"Salts That Heal and Salts That Kill". Curezone.com, acessado em 14 de março de 2005, http://www.curezone.com/foods/saltcure.asp

SAVONA, Natalie. *The Kitchen Shrink: Foods and Recipes for a Healthy Mind*. London: Duncan Baird, 2003.

SCHLOSSER, Eric. "The Cow Jumped Over the U.S.D.A." *New York Times*, Jan. 2, 2004; acessado em 1° de março de 2005, http://www.commondreams.org/views04/0102-06.htm

SCHLOSSER, Eric. *Fast Food Nation: The Dark Side of the All-American Meal.* New York: Perennial, 2002.

SEVERSON, Kim. "Sugar coated: We're drowning in high fructose corn syrup. Do the risks go beyond our waistline?" *San Francisco Chronicle* on the Web, Feb. 18, 2004; acessado em 10 de fevereiro de 2005, http://www.sfgate.com/cgi-bin/article.cgi?f=/chronicle/archive/2004/02/18/FDGS24VKMH1.DTL

SIMON, Michele. "Dairy Industry Propaganda: Tale of Two Mega-Campaigns". Originally published at Vegan.com, April 1999; acessado em 7 de fevereiro de 2005, http://www.informedeating.org/docs/dairy_industry_propaganda.html

SIMON, Michele. "Misery on the Menu: The National School Lunch Program". Originally published in *The Animal's Agenda,* September/October 1998; acessado em 7 de fevereiro de 2005, http://www.informedeating.org/docs/misery_on_the_menu.html

SIMON, Michele, JD, MPH. "The Politics of Meat and Dairy". Earthsave.org, acessado em 26 de janeiro de 2005, http://www.earthsave.org/news/polsmd.htm

"Soft Drinks, High-Fructose Corn Syrup Promote Diabetes, Says Study". March 10, 2005; acessado em 15 de março de 2005, http://www.newstarget.com/002584

SQUIRES, Sally. "Sweet but Not So Innocent?" *The Washington Post* on the Web, March 11, 2003; acessado em 18 de fevereiro de 2005, http://www.washingtonpost.com/ac2/wp-dyn/A8003-2003Mar10?language=printer

STEINMAN, David. *Diet for a Poisoned Planet: How to Choose Safe Foods for You and Your Family.* New York: Harmony, 1990.

"Sugar Blues". Natural Nutrition, acessado em 2 de fevereiro de 2005, http://livrite.com/sugar1.htm

"Surgeon General Asks: Got Bones?" Gotmilk.com, Oct. 26, 2004; acessado em 21 de março de 2005, http://www.gotmilk.com/news/news_035.html

"10 Reasons to Avoid Acidosis". Poly MVA Survivors.com, acessado em 28 de março de 2005, http://polymvasurvivors.com/4corners_coral.html

"Two New Studies Sour Milk's Image". Pcrm.org, Dec. 3, 2004; acessado em 20 de março de 2005, http://www.pcrm.org/news/release041202.html

"Unhealthy link between caffeine and diabetes". CBC Health & Science News, Jan. 9, 2002; acessado em 20 de fevereiro de 2005, http://www.cbc.ca/story/science/national/2002/01/09/caffeine_diabetes020109.html

"The U.S. Food and Drug Administration (FDA) and the glutamate industry". July 12, 2004; acessado em 4 de fevereiro de 2005, http://www.truthinlabeling.org/legislators2.html

"USDA Cover-Up of Mad Cow Cases". organicconsumers.org, May 10, 2005; acessado em 1º de junho de 2005, http://www.organicconsumers.org/bytes/051005.cfm

"USDA won't stop use of illegal hormones in the veal industry: cancer rates skyrocket in humans". Jan. 26, 2005; acessado em 27 de janeiro de 2005, http://www.newstarget.com/z0001067.html

U.S. Department Of Agriculture. APIS Veterinary Services. January 2005. "National Animal Identification System: Goal and Visions", acessado em 12 de março de 2005, http://animalid.usda.gov/ nais/about/nais_overview_factsheet.shtml

U.S. Department Of Agriculture. "About USDA"; acessado em 12 de março de 2005, http://www.usda.gov/wps/portal/!ut/p/_s.7_0_A/7_0_1OB?navtype=MA&navid=ABOUT_USDA

U.S. Department of Health and Human Services. "Symptoms Attributed to Aspartame in Complaints Submitted to the FDA". April 20, 1995; acessado em 22 de fevereiro de 2005, http://www.presidiotex.com/aspartame/Facts/92_Symptoms/92_symptoms.html

VAN STRATEN, Michael. *Super Detox*. London: Quadrille, 2003.

"Vegan FAQs". Vegan Action, acessado em 20 de janeiro de 2005, http://www.vegan.org/FAQs/

"Vegetarian and Vegan Famous Athletes". Veggie.org, acessado em 21 de março de 2005, http://veggie.org/veggie/famous.veg.athletes.shtml

WAEHNER, Paige. "Exercise Bulimia, the New Eating Disorder", acessado em 5 de março de 2005, http://exercise.about.com/cs/exercisehealth/a/exercisebulimia_p.htm

WANGEN, Stephen N.D. "Food Allergy Solutions Review". FoodAllergySolutions.com, July 2003; acessado em 28 de março de 2005, http://www.foodallergysolutions.com/food-allergynews0307.html

WEIL, Andrew, M.D. *Natural Health, Natural Medicine*. Boston: Houghton Mifflin, 1998.

WEIL, Andrew, M.D. "Does Soy Have a Dark Side?" Dr. Andrew Weil's Self Healing, March 2003; acessado em 15 de março de 2005, http://www.drweilselfhealing.com

WEISS, Suzanne E. *Reader's Digest: Foods that Harm, Foods that Heal: An A-Z Guide to Safe and Healthy Eating*. Pleasantville: The Reader's Digest Association Inc., 1997.

WHITNEY, Eleanor Noss e Sharon Rady Rolfes. *Understanding Nutrition*, 8th ed. Belmont: Wadsworth, 1999.

WIJERS-HASEGAWA, Yumi. "Bayer's GE Crop Herbicide, Glufosinate, Causes Brain Damage". Goldenharvestorganics.com, acessado em 28 de março de 2005, http://www.ghorganics.com/COMMON%20PESTICIDE%20CAUSES%20AGGRESSION%20&%20BRAIN%20DAMAGE.htm

YOUNG, Robert O., Ph.D., e Shelley Redford Young. *The pH Miracle: Balance Your Diet, Reclaim Your Health*. New York: Warner, 2002.

Notas

1 Steinman, *Diet for a Poisoned Planet*, p.166-167.

2 Cousens, *Conscious Eating*, p.475

3 Young, *The pH Miracle: Balance Your Diet,* Reclaim Your Health, p.90.

4 Gold, "Formaldehyde Poisoning from Aspartame".

5 Steinman, p.190.

6 Ibid., p.191.

7 "Caffeine", ecuremelife.com.

8 "Unhealthy link found between caffeine and diabetes", CBC Health & Science News.

9 Young, p.51.

10 Ibid., p.24-25.

11 Howell, "Why Choose Organic Coffee?"

12 Steinman, p.355.

13 Young, p.75.

14 Waehner, "Exercise Bulimia, the New Eating Disorder".

15 Pert, *Molecules of Emotion*, p.321-322.

16 Whitney and Rolfes, *Understanding Nutrition*, p.44

17 Diamond, *Fit for Life*, p.65-69.

18 Chandel, "Sweet Poison", The Sunday Tribune Spectrum, tribuneindia.com.

19 "Sugar Blues", Natural Nutrition, livrite.com.

20 Chandel.

21 "Soft Drinks, High-Fructose Corn Syrup Promote Diabetes, Says Study", newstarget.com.

22 Davis, "A Tale of Two Sweeteners: Aspartame & Stevia", suewidemark.netfirms.com.

23 "Natural Sweeteners", Natural Nutrition, livrite.com.

24 Gold, "Common Toxic and Substances to Avoid", holisticmed.com.

25 Murray, "How Aspartame Became Legal—The Timeline", quantumbalancing.com.

26 Ibid.

27 Ibid.

28 "Department of Health and Human Services-Symptoms Attributed to Aspartame in Complaints Submitted to the FDA", U.S. Department of Health and Human Services, presidiotex.com.

29 Johnson, "Aspartame... a Killer!" *The Sunday Express London*, newfrontier.com.

30 Hasselberger, "Aspartame: RICO Complaint filed Against Nutra-Sweet, ADA, Monsanto", newmediaexplorer.org.

31 Young, p.89.

32 Gold, "The Bitter Truth about Artificial Sweeteners", truthcampaign.ukf.net.

33 *Webster's New World Dictionary* (1982), s.v. "saccharin" [sacarina]

34 Mercola, "The Potential Dangers of Sucralose", vitaminlady.com

35 Mercola, "Splenda—Here We Go Again", mercola.com.

36 Mercola, "The Potential Dangers of Sucralose".

37 Burros, "Splenda's 'Sugar' Claim Unites Odd Couple of Nutrition Wars", *New York Times*, skyhen.org.

38 Young, p.50-51.

39 Ibid., p.14-15.

40 "10 Reasons To Avoid Acidosis".

41 Young, p.51-52.

42 Weil, *Natural Health, Natural Medicine*, p.27.

43 Fuhrman, *Eat to Live*, p.98.

44 Ibid., p.95.

45 Robbins, *Diet for a New America*, p.290.

46 Grace, *A Way Out*, p. 8-9.

47 Ibid., p.8-10.

48 Steinman, p.76.

49 Brownlee, "The Beef about UTIs."

50 Steinman, p.73.

51 Cousens, *Conscious Eating*, p.433.

52 Ibid., p.315.

53 Ibid., p.322.

54 Ibid., p.313.

55 Wijers-Hasegawa, "Bayer's GE Crop Herbicide, Glufosinate, Causes Brain Damage".

56 Cousens, p.438.

57 Steinman, p.90.

58 Ibid., p.80.

59 "Men's Health Warns of Foods You Should Never Eat", Peta.org.

60 Baillie-Hamilton, *The Body Restoration Plan*, p.36.

61 Ibid., p.34-35.

62 "FDA Approved Animal Drug Products", FDA 'Green Book' section.

63 Mason e Singer, *Animal Factories*, p.75.

64 "The Latest In Cancer: 'White Meat' Linked to Colon Cancer", pcrm.org; Singh PN, Fraser GE. Dietary risk factors for colon cancer in a low-risk population. *Am J Epidem* 1998; nº 148: p.761-774.

65 Ibid.

66 Robbins, p.303.

67 Steinman, p.73.

68 Ibid., p.313-314.

69 "Fish and Shellfish: Contamination Problems Preclude Inclusion in the Dietary Guidelines for Americans", pcrm.org, primavera de 2004.

70 Weiss, *Reader's Digest: Foods that Harm, Foods that Heal*, p.345.

71 Weil, *Natural Health, Natural Medicine*, p.37.

72 Weil, "Does Soy Have a Dark Side?" drandrewweilselfhealing.com.

73 Diamond, *Fit For Life II*, p.242.

74 Cousens, p.479.

75 "10 Reasons to Avoid Acidosis", PolyMVASurvisors.com.

76 Diamond, *Fit For Life II*, p.243.

77 "Milk Sucks", milksucks.com.

78 Ibid.

79 Ibid.

80 Cohen, "The Essence of Betrayal", notmilk.com.

81 Wangen "Food Allergy Solutions Review", FoodAllergy Solutions.com.

82 "Milk Sucks: Find Out More", milksucks.com.

83 "Two New Studies Sour Milk's Image", pcrm.org.

84 Robbins, p.150.

85 Steinman, p.131-132.

86 "Milk Sucks", milksucks.com.

87 Cousens, p.478.
88 Steinman, p.122.
89 Holford, *The Optimum Nutrition Bible*, p.42.
90 Robbins, p.164.
91 Cousens, p.316.
92 Weiss, p.87.
93 Eisnitz, *Slaughterhouse*, p.20, 24-25, 31.
94 Ibid, p.66.
95 Ibid., p.69-70.
96 Ibid., p.126-133.
97 Ibid., p.29.
98 Ibid., p.20, 28-29.
99 Ibid., p.71.
100 Ibid., p.166.
101 Ibid.
102 Ibid.
103 Ibid.
104 Ibid., orelha.
105 Ibid., p.124.
106 Ibid., p.82.
107 Ibid., p.125.
108 Ibid., p.87.
109 Ibid., p.84.
110 Ibid., p.91.
111 Ibid., p.93.
112 Ibid., p.130.
113 Ibid., p.132.
114 Ibid., p.132-133.
115 Ibid., p.144-145.
116 Ibid., p.145.
117 Ibid., p.93.
118 Ibid., p.133.

119 Ibid., p.140-141.

120 Ibid., p.172.

121 Ibid.

122 Ibid., p.173.

123 Ibid., p.174.

124 Ibid., p.175.

125 Leake, "The rich emotional & intellectual lives of cows".

126 "The Hidden Lives of Chickens", Peta.org.

127 "Pigs: Smart Animals at the Mercy of the Pork Industry", Peta.org.

128 "Fish Feel Pain", Fishinghurts.com.

129 "Free-Range Eggs and Meat: Conning Consumers?" Peta.org.

130 "Investigation Reveals Slaughter Horrors at Agriprocessors", Peta.org.

131 Eisnitz, "Ask the Experts", Peta.org.

132 Eisnitz, *Slaughterhouse*, p.125.

133 Brown, e-mail.

134 "Animal Friendly Quotes", Peta.org.

135 "Everything you need to eat right for your health", Peta.org.

136 "Factory Farming: Environmental Consequences", Animalalliance.ca.

137 Cook, "Environmental Hogwash", inthesetimes.com.

138 Cousens, p.442.

139 Young, p.82-83.

140 Howell, *Enzyme Nutrition*, p.4.

141 Ibid., p.4-5.

142 Cousens, p.299.

143 Ibid., p.299.

144 Ibid., p.313.

145 Ibid., p.417.

146 Holford, p.29.

147 Cousens, p.312.

148 Ibid.

149 Holford, p.41.

150 Cousens, p.587.

151 "Vegetarian and Vegan Famous Athletes", Veggie.org.

152 Weil, *Natural Health, Natural Medicine*, p.30.

153 Young, p.68.

154 Whitney and Rolfes, *Understanding Nutrition*, 8th ed., p.130-131.

155 Kamen, *New Facts About Fiber*, p.43-85.

156 Ibid., p.14.

157 Ibid., p.10.

158 Holford, p.109.

159 "About USDA", U.S. Department of Agriculture.

160 Schlosser, "The Cow Jumped Over the U.S.D.A", *New York Times*, commondreams.org.

161 Simon, "The Politics of Meat and Dairy", earthsave.org.

162 Langeland, "Tainted Meat, Tainted Money: Consumer groups decry coziness between government, agribusiness", *Colorado Springs Independent online*.

163 Schlosser, "The Cow Jumped Over the U.S.D.A."

164 Ibid.

165 Ibid.

166 "National Animal Identification System: Goal and Vision", U.S. Department of Agriculture APIS Veterinary Services.

167 Ibid.

168 "USDA Cover-Up of Mad Cow Cases", organicconsumers.org

169 "USDA won't stop use of illegal hormones in the veal industry: cancer rates skyrocket in humans", newstarget.com.

170 Nestle, *Food Politics: How the Food Industry Influences Nutrition and Health*, p.73.

171 Ibid.

172 "Common Dairy Digestive Under-Recognized and Under-Diagnosed in Minorities", Johnson & Johnson.

173 Simon, "Dairy Industry Propaganda: Tale of Two Mega-Campaigns", originalmente publicado em vegan.com.

174 "Surgeon General Asks: Got Bones?" gotmilk.com.

175 Simon, "Dairy Industry Propaganda".

176 "Surgeon General Asks: Got Bones?"

177 "About USDA".

178 Simon, "The Politics of Meat and Dairy".

179 Simon, "Misery on the Menu: The National School Lunch Program", originalmente publicado em *The Animal's Agenda*, informedeating.org.

180 Schlosser, *Fast Food Nation*, p.219-220.

181 Simon, "Misery on the Menu".

182 "Food and Nutrition Assistance Programs", Economic Research Service, USDA.gov.

183 Simon, "The Politics of Meat and Dairy".

184 Ness, "Organic Food: Outcry Over Rule Changes that Allow More Pesticides, Hormones", *The San Francisco Chronicle*, commondreams.org.

185 "Organic Industry and Consumers Celebrate USDA Reversal on Non-Food National Organic Standards", The Weston A. Price Foundation, westonaprice.org.

186 Harris, "Organic Consumers Association (OCA), the Nation's Largest Organic Consumer Group Denounces Degradation of Organic Food Standards by Congress", about.com.

187 "Organic Industry and Consumers Celebrate USDA Reversal on Non-Food National Organic Standards".

188 Krebs, "USDA Accused of Allowing 'Sham' Certifiers to Participate in National organic Program", *The Agribusiness Examiner.*

189 "OCA and Environmental Groups Sue USDA to Enforce Strict Standards: Environmental Groups Back Harvey Lawsuit", Organic Business News, organicconsumers.org.

190 "Nation's Largest Organic Dairy Brand, Horizon, Accused of Violating Organic Standards", The Cornucopia Institute.

191 Simon, "The Politics of Meat and Dairy."

192 Green, "Not Milk: The USDA, Monsanto, and the U.S. Dairy Industry", *LiP Magazine.*

193 Ibid.

194 "The U.S. Food and Drug Administration (FDA) and the glutamate industry", truthinlabeling.org.

195 "Food Additives", new-fitness.com.

196 "Banned as Human Food, StarLink Corn Found in Food Aid", *Environmental News Service.*

197 Greger, "Rocket Fuel in Milk", Dr.Greger.org.

198 Ibid.

199 Cook.

200 Ibid.

201 Schlosser, *Fast Food Nation,* p.210-214.

202 Cook.

203 Barnard, *Breaking the Food Seduction,* p.17-19.

204 Ibid., p.20-21.

205 Ibid., p.50-51.

206 Ibid., p.52.

207 Ibid., p.53.

208 Diamond, *Fit For Life II,* p.245.

209 Barnard, p.99-102.

210 Ibid., p.111-114.

211 Cousens, p.231-232.

212 Van Straten, *Super Detox,* p.12.

213 Cousens, p.231-234.

214 Ibid., p.232.

215 Van Staten, p.13.

216 Cousens, p.233.

217 Ibid., p.234.

218 Ibid., p.231.

219 Mindell, *Earl Mindell's New Vitamin Bible*, p.39-127.

220 Boschen, "Cycles of the Body", thejuiceguy.com.

221 Farlow, *Food Additives: A Shopper's Guide To What's Safe & What's Not*, p.7-75; "Caring Consumer Guide", Peta.org.

222 Weil, *Natural Health, Natural Medicine*, p.17-18.

223 Holford, p.24.

224 Farlow, p.41-42.

225 "Salts that Heal and Salts that Kill", curezone.com.

226 "National Cattlemen's Beef Association Pays for Sadistic Anti-Vegan 'Study'", vegsource.com.

227 Myss, *Anatomy of the Spirit*, p.53-55.

P.S. Espere! Temos uma confissão a fazer. Na verdade, não damos a mínima para a magreza. Não se assuste nem se aborreça: você definitivamente vai emagrecer se adotar o estilo de vida *Magra & poderosa*. Nossa esperança, porém, é que você se torne saudável. Não queremos que ninguém fique obcecada em emagrecer. Quando você se alimenta corretamente e se exercita, sente-se forte, saudável e confiante. Começa a gostar do próprio corpo – não porque emagrece – mas porque se sente bem. É um trabalho interno, uma coisa que vem de dentro para fora. Você finalmente está tratando seu corpo como o templo que ele é.

A comparação é inimiga da alegria. Por mais que se esforcem, nem todas terão a aparência de supermodelos ou celebridades. E aceitar isso torna a vida muito melhor. E daí se existe apenas um padrão de beleza perpetuado por Hollywood e no qual você não se encaixa? Não entre nessa. Cuide muito bem do corpo com o qual você foi abençoada e ame-o, ame-o muito!

– *Rory Freedman* e *Kim Barnouin*

1ª edição	NOVEMBRO DE 2007
impressão	LIS GRÁFICA E EDITORA
papel de miolo	PÓLEN SOFT 80G/M²
papel de capa	CARTÃO SUPREMO ALTA ALVURA 250G/M²
tipologia	ELECTRA